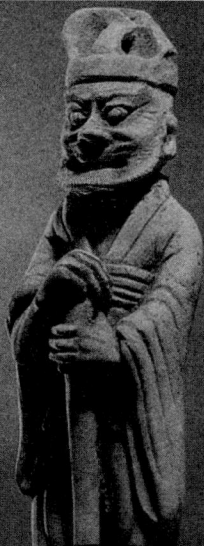

神农医药

李默 / 主编

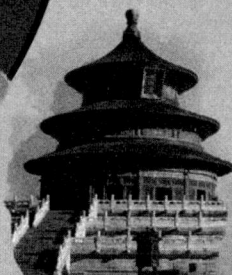

广东旅游出版社
GUANGDONG TRAVEL & TOURISM PRESS
悦读书·悦旅行·悦享人生

中国·广州

图书在版编目（CIP）数据

神农医药 / 李默主编 . — 广州 : 广东旅游出版社，
2013.10（2024.8 重印）
ISBN 978-7-80766-675-2

Ⅰ.①神… Ⅱ.①李… Ⅲ.①中国医药学—医学史—
通俗读物 Ⅳ.① R-092

中国版本图书馆 CIP 数据核字 (2013) 第 221450 号

出 版 人：刘志松
总 策 划：李　默
责任编辑：何　阳
装帧设计：盛世书香工作室　腾飞文化
责任校对：李瑞苑
责任技编：冼志良

神农医药
SHEN NONG YI YAO

广东旅游出版社出版发行
（广东省广州市荔湾区沙面北街 71 号首、二层）
邮编：510130
电话：020-87347732（总编室）020-87348887（销售热线）
投稿邮箱：2026542779@qq.com
印刷：三河市嵩川印刷有限公司
　　　（河北省廊坊市三河市杨庄镇肖庄子村）
开本：650×920mm　16 开
字数：105 千字
印张：10
版次：2013 年 10 月第 1 版
印次：2024 年 8 月第 3 次印刷
定价：45.80 元

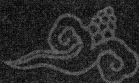

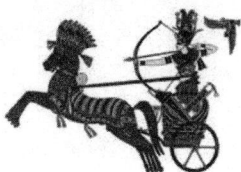

出版者识

　　《图说历史丰碑》是一部全景式图文并茂记录中国文明历史的大书。出版者穷数年之力，会集各方力量——专家、学者、编辑、学术顾问们，在浩如烟海的历史档案、资料、著作中，探珍问宝，追寻中华文明在悠悠历史长河中的灿烂之光。此书的出版，凝聚了编撰者的心血，学术顾问们的智慧。尤其是李学勤先生，亲自动笔写下了序言，更增加了本书沉甸甸的分量。

　　中华文明的历史充满了辉煌与苦难，成就和挫折。它的历史无处不在，决定着我们中国人今天的思想和感情。当今的中国和中国人是中华文明的历史造就的，是中华文明的历史的延伸，也是它的一个组成部分，中华文明的历史之河奔流到现在。

　　中华文明是人类历史上最伟大的文明之一，是人类文明发展的主要构成。中华文明丰富、深刻、辉煌、博大，在人类文明中的骨干作用和领导作用人所共知。在人类文明的发源时期，中国就是四大古国之一，是地球上文化的策源地之一。在人类文明的早期，中华文明成为文明在东方的支柱，公元前后200年间，人类的汉帝国与罗马帝国这两只铁手攫住了地球。在欧洲进入中世纪的时候，中华文明更成为人类文明最主要的领导，它的文明统治东亚，传遍世界。进入近代，中华文明处于自身的重压和西方的欺凌下，但中国人民的斗争史和奋起精神是人类文明历史中不可缺少的一页。

　　五千年的中华文明为人类贡献出了从思想家孔子到科学技术的四大发明、从唐诗宋词到长城运河的伟大创造，贡献出了从诸子百家到宋明理学，从商周铜器到明清文学的深刻内涵，也贡献出了从五霸七强到三国纷争、从文景之治到十大武功的辉煌历史。中华文明的历史绚烂多彩，在人类文明的历史长河中永放光芒。

　　中华文明也是人类历史上最独特的文明，没有哪一个文明像中华文明这样持久，这样统一一致。世界上其他文明不但互相交错，其创造者也都与高加索体质的人种有关，它们是姐妹文明。在人类历史中，只有中华文明才是独特的，它的创造者是中国土地上的中国人民，与其他任何地方的人民都没有关系，它的文化是统一一致的文化，可以不依赖于其他任何文明而生存，但中华文明也绝不是封闭的，它接受他人的文化，也承担自己对于人类的责任。

　　人类进入新世纪，中国的社会经济发展令世人瞩目。人们对于世界未来的政治和经济结构的估计无不以东亚和太平洋为中心，而尤以中国为重点。

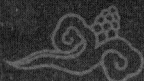

经济起飞只是当代中国的一个方面，中国的精神文明的建设尤为刻不容缓。如果中国要自觉地发展中华文明，要有意识地使中国的发展具有世界意义，就必须发展强有力的精神文化，这样才能使中华文明的发展进入一个新的阶段，才能形成中国和中华文明的全面现代化。

而中国的精神文化的发展植根于中华文明的伟大传统之中。进入近代之后，在西方文化的冲击下，对于中国文化的价值产生大量的情绪化和激烈冲突的论调。"五四"运动打倒孔家店的口号具有冲破封建束缚的时代意义，对中国文化的发展有不容否认的正面意义，与文化虚无主义是完全不同的。文化虚无主义者否定中国传统文化，在现代化的旗帜下主张全盘西化；而复古主义则沉迷于中国文化的古董，走进反进步、反科学的泥潭。

历史的发展则超越了所有这些论点，产生这些论调的一百多年来的中国近代史已经结束。历史要求中国发展，要求中国走在全世界发展的前列。西化论和复古论都已过时，历史已经要求世界超越西方，中国可以承担起世界的命运，而中国的现实和世界的历史都说明，中国的使命在于它的发展前进，而非倒退。

中华文明走出迷惘的时代，我们这一代处在一个伟大而具有挑战的历史阶段。

总结历史、展望未来，这就是《图说历史丰碑》的意义和使命。我们创作《图说历史丰碑》，力求总结和回顾中华文明的全貌，在内容和形式上都开创一个新的局面。在内容结构上，既具有一定的深度，又具有相当的广博性，既有严谨、准确的学术价值，又有活泼、流畅的可读性。我们在本丛书内容纳了中华文明的各个方面，使它综合了大规模学术著作的系统性、严密性和普及读物的全面性、简易性，它既可作为大型工具书检索中华文明的各个成分，又可作为通俗的读物进行浏览。

我们从上世纪 90 年代初起就开始思考中华文明的历史和现实问题，并逐渐形成了编著《图说历史丰碑》的设想。在开展这项庞大的文化工程之始，我们就聘请了国内权威学者李学勤、罗哲文、俞伟超、曾宪通、彭卿云诸先生担任学术顾问，他们对计划作了充分讨论，并审阅了大量初稿。我们聘请了广州、香港地区的社会科学学者、大学教师、研究生以及我社编辑人员几十人担任稿件的撰写工作。

通过创作这部书，我们深深地感受到了中华文明的博大精深，也感受到了它的内在缺陷。中华文明具有辉煌的时期，也有苦难的年代，有它灿烂的成就，也有其不足的方面。中华文明在自身中能够吸取充分的经验和教训，就能够使自身健康壮大，成长发展。

通过创作这部书，我们也深深感受到了出版事业的使命和重任。我们希望这部书能受到广大读者的喜爱，起到它所应当起的作用。为中华文明的反省、前进和奋起作一点贡献。

目 录

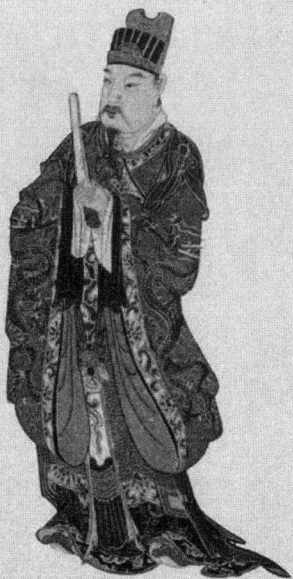

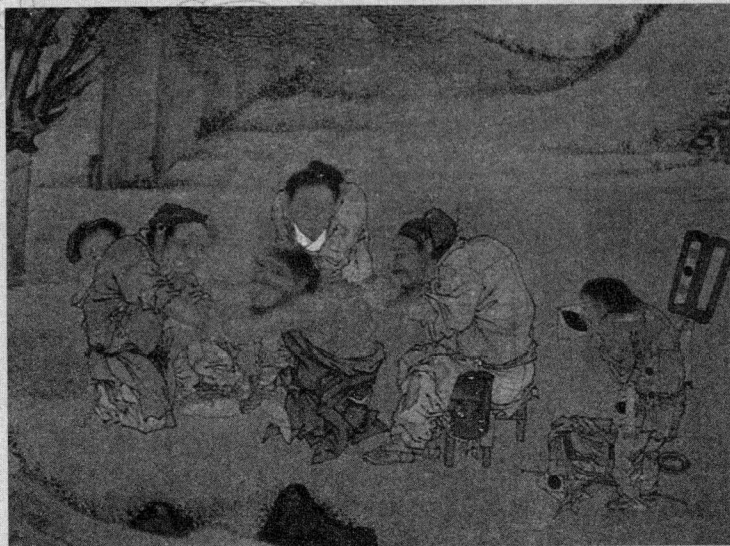

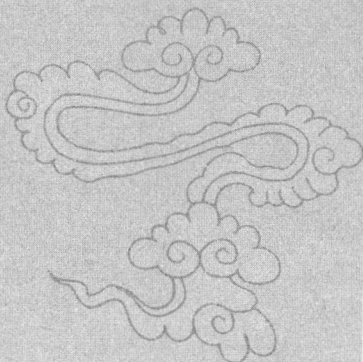

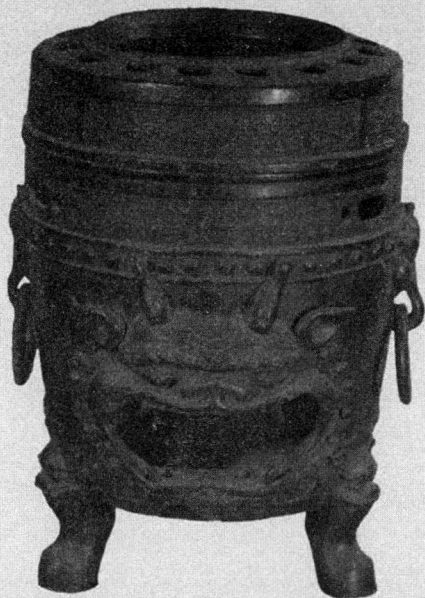

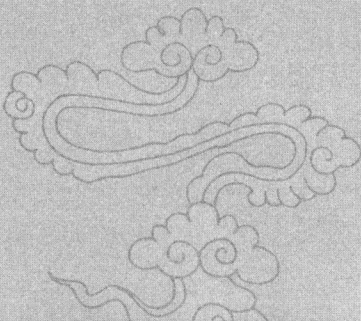

殷人问病

　　大约在前 14 世纪，我国人民就开始了使用中草药的历史，在殷商古墓中发现的桃仁、郁李仁是考古发现的中国最早的药物，表明殷商时代，中草药已经在治疗疾病的活动中使用。在公元前一千年左右，中药草已经被比较广泛地使用，在《诗经》中已经记载了荣苢（车前草）、蝱、藬（益母草）、葛、苓、芩、蒿、芍药等植物药材，恰好可以证明这一点。

　　同时，在前 2000 年～前 1000 年之间的夏商时代，先民们对疾病的症状已有了初步认识，并探求病因。

　　殷墟中出土的记录殷人活动情况的 16 万片甲骨中，有三百多片，四百多条与医学有关。主要记录王室成员的疾病情况，涉及二十多种疾病。如疾首（头病），疾目（眼病），疾耳（耳病），疾腹（腹病），疾止（足病）等，大部分以疾病部位来命名，也有按人年龄、性别命名的，如疾子（小儿病），疾育（妇产科病）等，也有按疾病的特征来命名的如蛊，

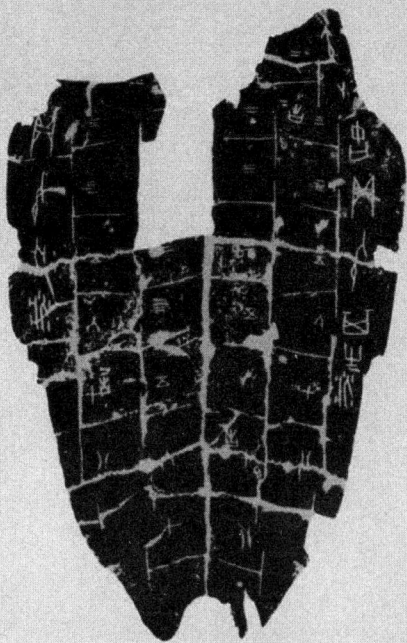

甲骨文"疾手"刻辞

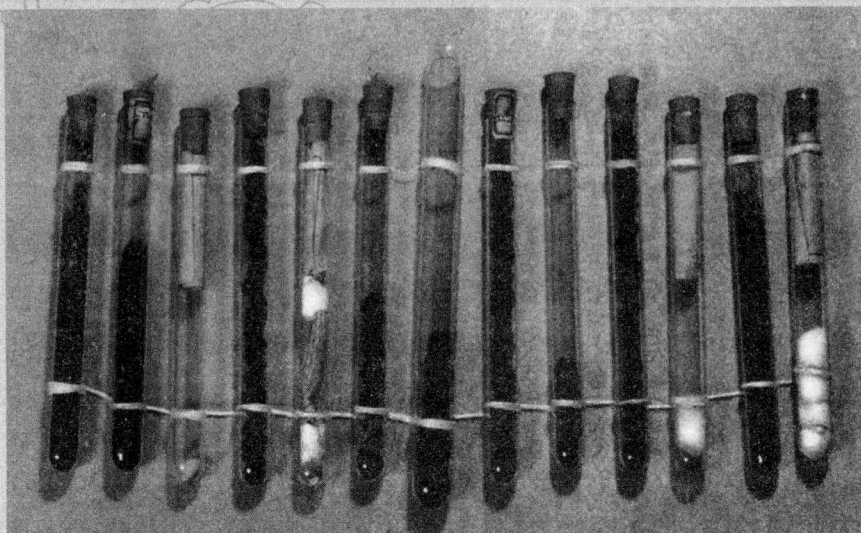

商代药材标本。河北藁城商代第十四号作坊遗址出土，计有桃仁、郁李仁等。

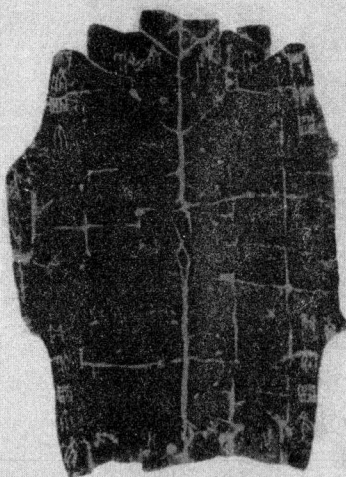

甲骨文"疾齿"刻辞。这是记录占卜龋齿能不能痊愈的一片甲骨，殷墟中16万片甲骨，有300多片与医学有关。

龋，疟，疥等，包括了后世的内、外、脑、眼、耳、鼻、喉、牙、泌尿、妇产、小儿、传染等科。特别是殷人已有了关于疾年的记录。"疾年"指多疾之年，被认为是流行病的最早记录。

商代已设有专司医药疾病事务的官职"小疾臣"。商人对于疾病，除祭祀鬼神以求福佑之外，治疗的方法见于卜辞的有针刺、艾灸以及按摩。最早的针刺是用砭石，《说文》中说"砭，以石刺病也"。河北藁城的商代遗址中就出土有用于医疗的砭镰。

从这些资料中，可以清楚地看出殷人对疾病和医学知识的掌握程度。

医和谈疾

　　周景王四年（前541），晋平公有病，请秦国医生诊治，秦景公派医和为晋平公看病。医和认为此病已无法医治，其病如蛊惑，不是由于鬼神，也不是由于饮食，而是被女色迷惑丧失意志。晋平公问女色是否可以亲近，医和回答说，应当有所节制。先王的音乐有五声的节奏，是用来节制百事的。五声下降而停止以后，就不允许再弹。再弹就会有繁复的手法和靡靡之音，使人心荡耳烦，忘记平正和谐，因此君子不听。事情也像音乐一样，一过度，就应该罢手，不要因此得病。君子接近妻室，是表示礼仪节度的，不是用来烦心的。天有六种气候阴、晴、风、雨、夜、昼，都须有所节制。阴没有节制是冷病；阳没有节制是热病；风没有节制是手病脚病；雨没有节制是腹病；夜里没有节制是迷乱病；白天没有节制是心病。女人为阴之物如气候之夜，对女色没有节制就会发生内热蛊惑的疾病。现在您没有节制，能不患疾？赵武问什么叫"蛊"，医和回答说，这是沉迷惑乱所引起的。在文字里，器皿里的毒虫是蛊，稻谷中的飞虫也是蛊。在《周易》里，女人迷惑男人、大风吹落山木也叫蛊。这都是同类事物。赵武称赞他医术高明，赠以厚礼，送他返秦。医和以天人一体、阴阳相生相荡的理论论述疾病，开创了中医理论，他提出的阴、阳、风、雨、晦、明失和致病说成为后世风、寒、暑、湿、燥、火六气病因说的滥觞。同时，也表明中国文化开始向自然科学领域拓展。

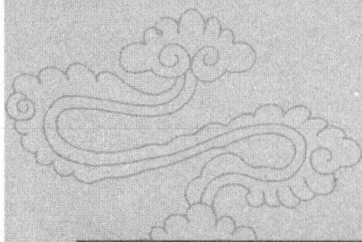

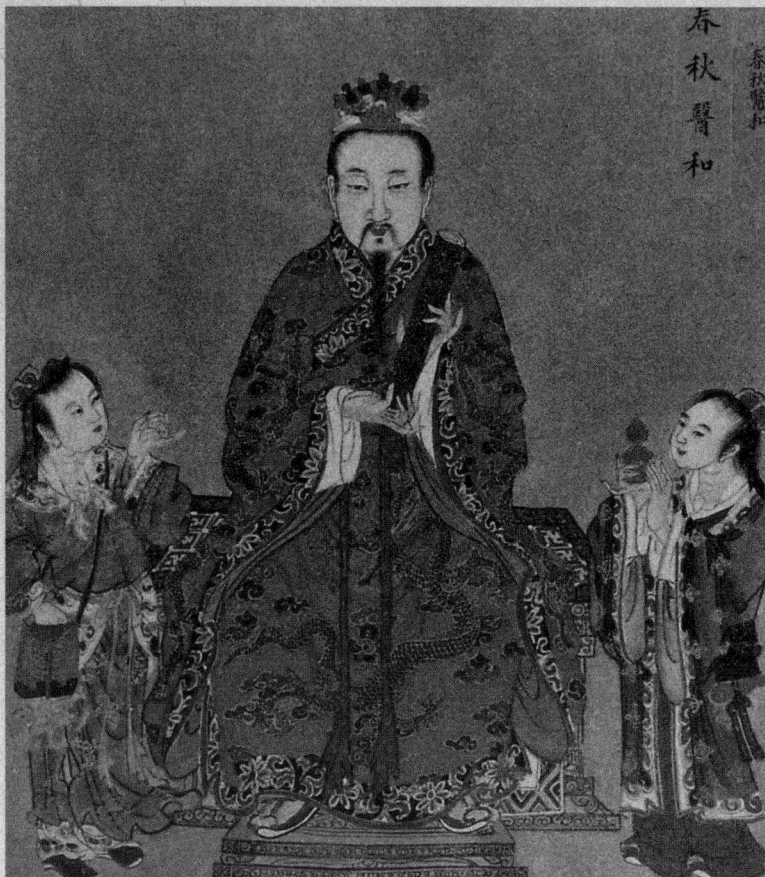

医和像。医和是春秋时期秦国的著名医家，他在应聘给晋侯诊病时指出晋侯的病不是由于鬼神作祟，而是由于沉溺女色所致，继而提出了著名的天气致病论，从理论上否定了巫的鬼神致病观，在医巫分离上有着非常重要的意义。

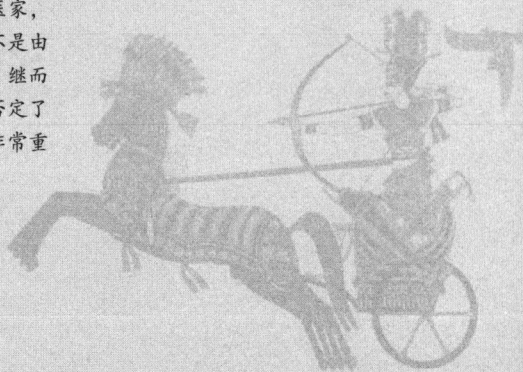

名医扁鹊

　　扁鹊名秦越人，传说年少时为客舍长。舍客长桑君经过，扁鹊对他很友善，长桑君看出扁鹊非平凡之辈。十几年后，有一天长桑君对扁鹊说："我有传世秘方，现年老，想把这方子传给你，你不要让外人知道。"扁鹊发誓。长桑君于是从怀里拿出药，说："配上池水饮服，30 日后当有效。"把秘方都传给扁鹊。言毕忽地不见。扁鹊服了 30 日药后，可隔墙看见物体。诊病，

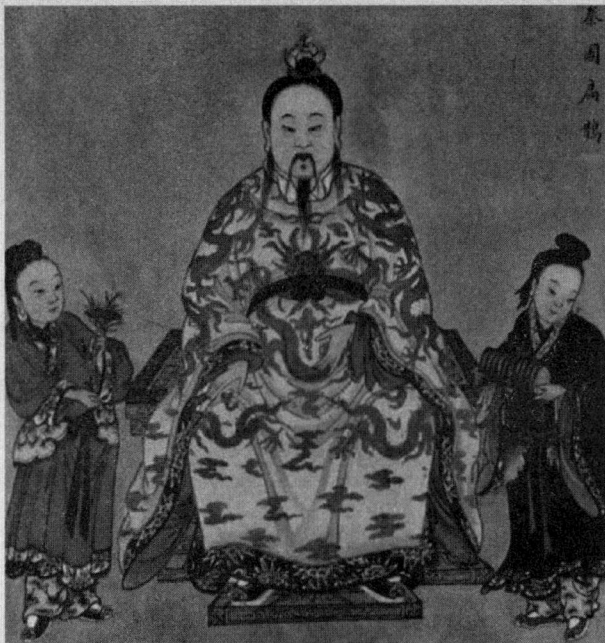

扁鹊像，出自清人《先医神像册》。

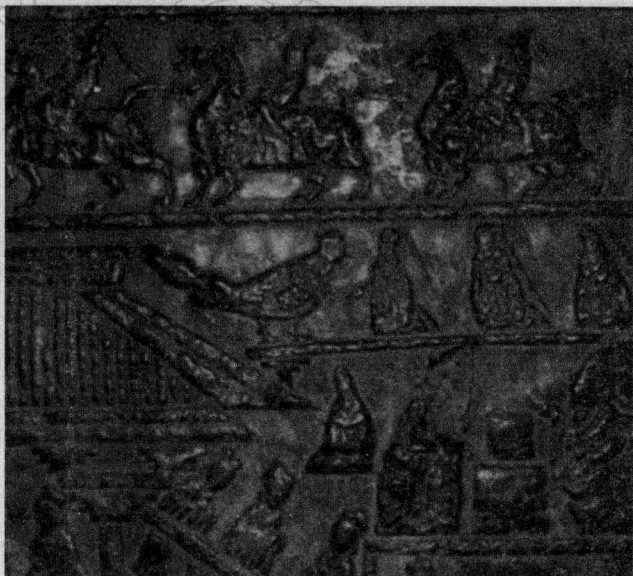

神医画像石，山东曲阜孔庙藏东汉画像石。图中三人跪坐，面向神医。神医人面人手，山鹊身躯，当是扁鹊的神话形象。神医右手似在为病人按脉。

尽见五脏之症结。

扁鹊于是开始行医，经过虢，听说虢太子死，扁鹊向中庶子好方术者询问太子病情后，说："我能使他复活。"于是入诊太子，还能听到耳鸣，看到鼻翼微张，两腿之间尚有余温。中庶子马上告知虢君。虢君已经悲痛得不能自已。请扁鹊救活太子。扁鹊于是医治，一会，太子仿佛一觉醒来，又服了两个月的药，太子就好了。天下人都传颂着扁鹊能医死人。扁鹊说："不是我能使人死而复生，而是他本来就是活的，我只是使他站起来罢了。"

晋国赵武死，传景叔，景叔死，传简子赵鞅，当时晋公室弱，六卿强。周敬王二十年（前500），赵鞅得病，五日不省人事，众大夫害怕。请来扁鹊诊病。扁鹊说：从前秦穆公也得过这病，昏睡七日醒来，说见到先帝，先帝告之于命。现在赵鞅之病相同，不出三日必醒来，醒来之后必有话告你们。过了两日半，赵鞅果然醒来。说"住在帝王处真快活，先帝命我射熊、羆，又赏赐我二笥，我看见儿子躺在先帝一侧，先帝又赏给我一翟犬。"左右告诉赵鞅扁鹊预言，赵鞅惊叹，赏扁鹊良田4万亩。

扁鹊经过齐国，齐桓侯款待他。扁鹊说："您有疾病在腠理，不及时医治将加深。"桓侯不相信，认为扁鹊想居功。过了五日，扁鹊又见桓侯，说："您的病已经进到血脉。"桓侯还是不信。又过了五日，见了桓侯，说："病情已深入肠胃。"桓侯不答理。又过了五日，扁鹊望见桓侯后就退走。桓侯奇怪，派人询问，扁鹊说："当病还在腠理，汤熨可治好；到了血脉，针石之法可治好；入到肠胃，酒醪可治好。深入到骨髓，则无可奈何。现在桓侯的病已到了骨髓，我也无计可施。"又过五日，桓侯发病，派人寻找扁鹊，扁鹊已不知去向。桓侯于是不治而死。

扁鹊医术高明，名闻天下。能医妇科、耳目鼻科、小儿科等等。秦国太医令李醯自知医术不够扁鹊高明，妒忌扁鹊，就指派人把扁鹊杀害了。

春秋医学是中国医学的发生期，我们现在所能见到的有关那个时代的医学材料不多，而且分散。《左传》记载秦国医生医缓说晋侯的病在"肓之上，膏之下"，似乎认为疾病是从外向里发展的。它还记载医和的疾病理论（天有六气，阴、阳、风、雨、晦、明，在四时、五节中循环，分别生成寒、热、末、腹、成、心六种疾病）。扁鹊则是中国方剂学鼻祖。扁鹊是中国最早的名医，已成为医生的代名词，他的出现，代表了中国医学的兴起。

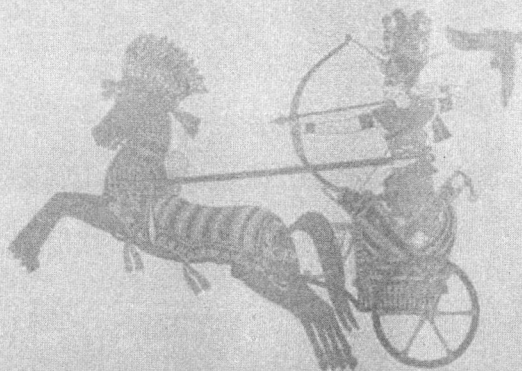

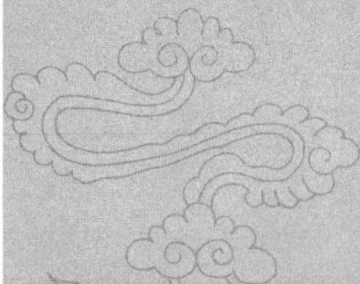

最早全面阐述华夏医学理论的经典《黄帝内经》问世

　　《黄帝内经》简称《内经》，是我国最早全面阐述中医学的名著，据今人研究，约出现于战国末期。《内经》包括《素问》和《灵枢》两大部分，各八十一篇，主要论述人体解剖、生理、脉学、病理、病因、疾病症状、诊断、治疗、预防及养生等方面的内容。书中体现的整体观、物质观念、运动变化和预防医学思想等，具有朴素的唯物主义倾向和辩证观点。不仅

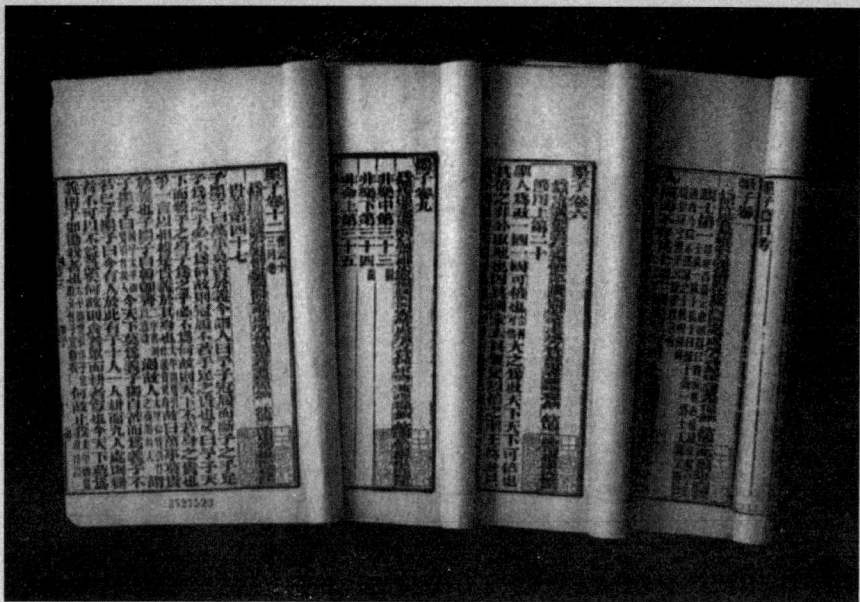

《黄帝内经素问》书影。明嘉靖年间赵府居敬堂刊本《黄帝内经素问》十二卷，遗篇一卷，原与《灵枢》合刻。这是传世的善本医书。

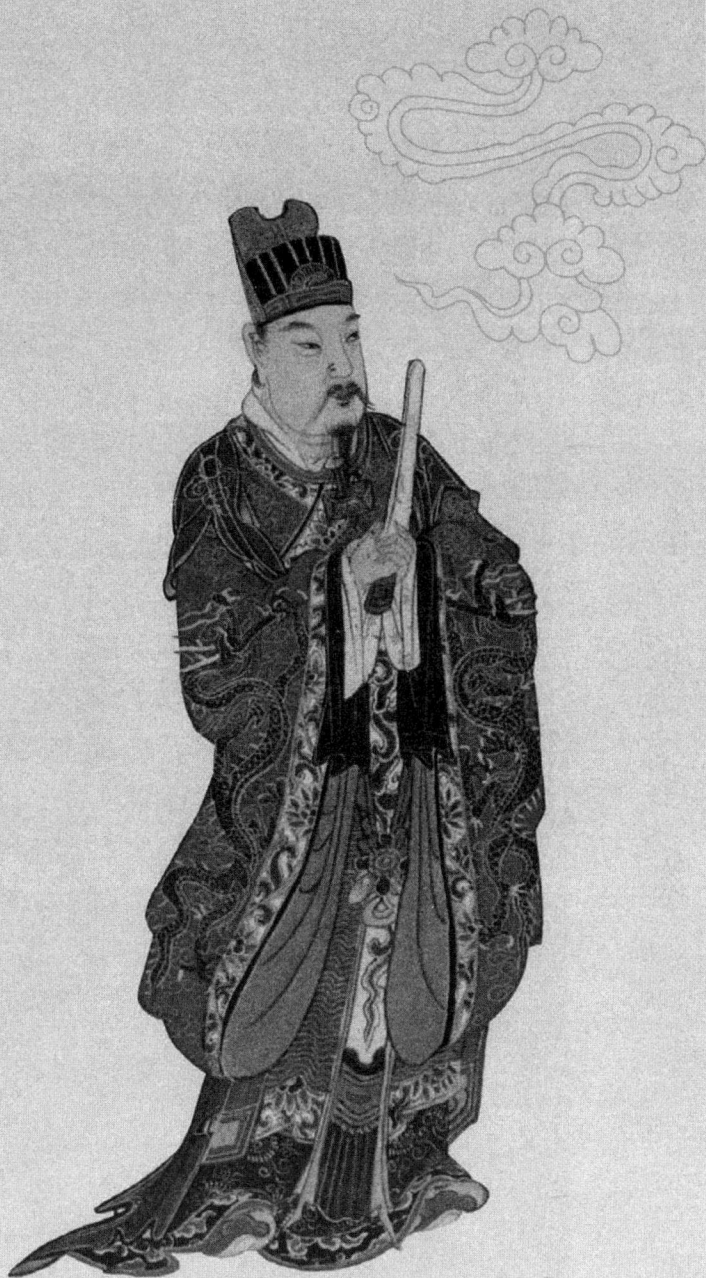

太一雷公像。出自清人绘《先医神像册》。《内经》的大部分篇章是以黄帝与岐伯问答的形式写成的，但也有少部分篇章（如《素问·著至教论》等）是以黄帝与雷公对话的形式写成的。雷公为黄帝之臣，也通医道。

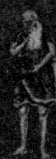

在医学上，也在古代思想史上占有重要地位。《素问》主要从阴阳五行观念来解释生理及病理现象，它将人的五脏六腑等生理器官视为依循阴阳五行构建的一个整体，认为这个整体被破坏了，就会发生疾病。这实际上是从人体的自然物质观念来阐明人体内部脏器的相互关系和矛盾运动。《灵枢》则主要阐明针刺和灸的疗法，它对经络、穴位、针灸理论、针刺用具、针刺方法、针灸的适应症、注意点和禁忌等等，均有详细的阐述。其中按针的不同使用已有九种分类，称为"九针"。反映出我国的针灸疗法已有两千多年的历史。《灵枢》中还有尸体解剖的记载，认为食管的长度与大肠、小肠长度的比例是 1：35.5，这与二十世纪初德国解剖学家斯巴特何辞所著《人体解剖学》中的测量比例——1：37 几乎相等。这表明我国二千多年前的人体解剖学，即已达到相当高的水平。

在纪元以前的年代里，人类社会形成了三个理论化的医学体系，即中国医学、印度医学、希腊医学。远古中国医学以《黄帝内经》为代表，是当时理论性最强、系统化程度最完整的医学体系。它强调"天人合一"和人体自身统一性的整体论治观念，它以东方自然辩证哲学为文化基础而形成阴阳五行学说，它独具风格的"取象比类"的思维方式和经络学说，均成为中国医学最鲜明的标志。

秦始皇求仙·徐福东渡日本

　　秦始皇统一六国之时，燕齐等国许多人出亡海外，他们走的是一、两个世纪以来的航路，沿山东半岛成山角跨越渤海（今黄海），来到朝鲜半岛的白翎岛，其间仅隔90海里，然后抵达日本北九州。海北道中必须通过对马岛，自前356年齐威王派人下海，探访前往日本的航路后，这里可能就是被喻作蓬莱、方丈、瀛洲三座神山。由于海流的阻挡，使渡过对马海峡在很长一段时间中，成为航海者的一大难题。

　　前219年，秦始皇东巡到了山东沿海的琅邪（今诸城东南），齐人徐福与一些人士上书秦始皇，宣称海中有三神山，请求秦始皇派童男童女和他一起去求仙人。秦始皇采用了他的建议，派数千童男童女乘船出航。经

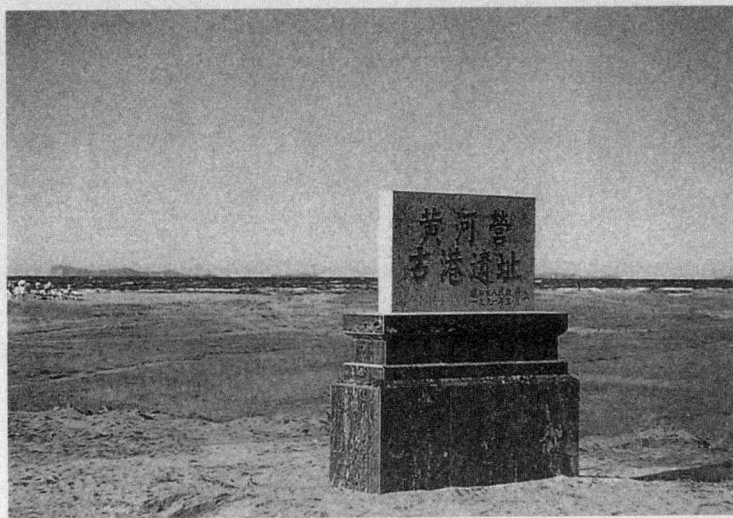

徐福东渡时登程地点

过几年，花去了许多费用，并没有得到神药。前210年，秦始皇再次巡幸琅邪时，徐福恐怕受到责备，便编造谎言，说是蓬莱岛由于海中有大鲛鱼，受到阻难，一定要派善于使用连弩的射手去才能排除困难。据徐福东渡后20年出生的伍被和淮南王刘安的对话中透露，这次秦始皇又派徐福率童男童女3000人，装载五谷种子、技艺百工下海。徐福航海到达日本本州和歌山。徐福及徐福船队在抵达北九州的大岛后，进入濑户内海，远达纪伊半岛。至今在和歌山新宫町东南有蓬莱山，还有徐福墓，墓前石碑上刻"秦徐福之墓"五个汉字。

徐福及其伙伴从大陆输送到日本的新颖的海船、秫米和农耕技术，以及青铜和铁器冶炼技术，使得早先已有零星传入的中国文化，在日本列岛上得以巩固和延续，促使日本在绳纹文化的末期，突然展开了一种与原先的文化面貌和发展水平截然不同的新的文化，这一文化便是以弥生式土器和中国铁器为特征，和原来列岛上固有的绳纹文化同时并存、共同开始它的进程的弥生文化。

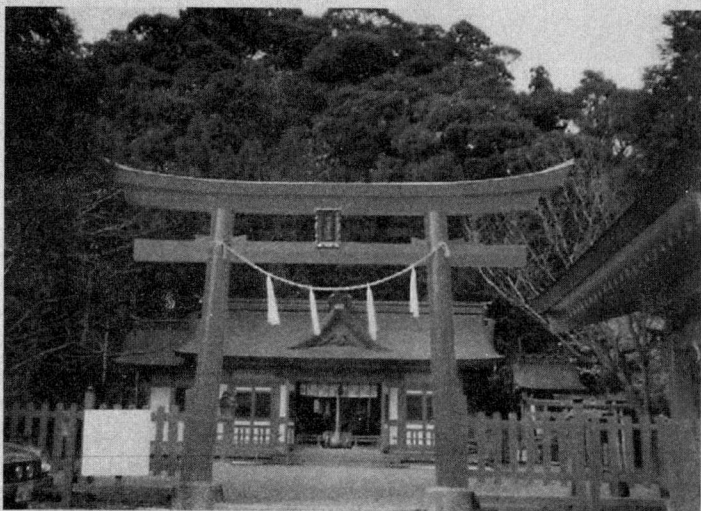

日本阿须贺神社内的徐福宫

汉文帝休生养息

汉文帝即位后积极推行休生养息政策，使生产逐渐得到恢复和发展。

汉文帝二年（前178）正月，贾谊上疏论积贮，认为国库充实百姓便知礼节，衣食丰足百姓就知荣辱，当务之急就是劝民归农，发展生产，使天下各食其力，主张从事工商末业和游食之民都应转到农业生产上来。积贮是天下的大事，只要粮食充实而财富有余，就什么事都好办。并认为国

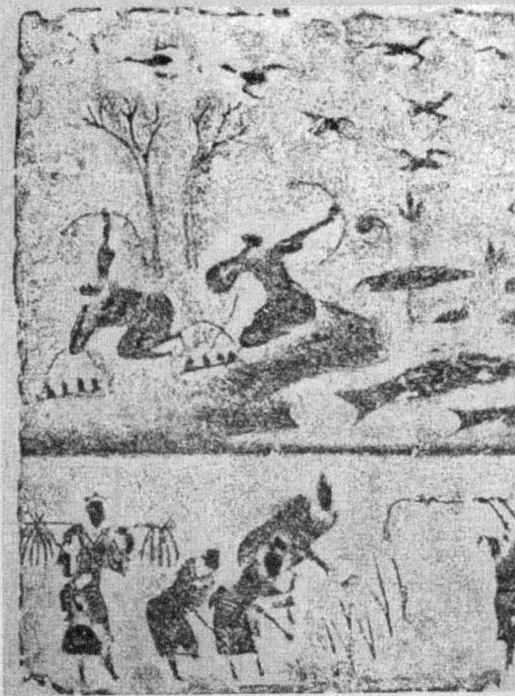

弋射收获画像砖

库充实，百姓就可以安居乐业，社会也得以稳定。文帝认为说得很对，于是下诏天下以农业为天下之本。此外为鼓励农业生产，文帝还诏赐天下，减征田租，即为三十税一。另一方面，文帝积极废除苛令，元年（前179）十二月，下令废除收孥相坐律，即废除秦父母、妻子、同党连坐法，有利于缓和社会矛盾。第二年五月又下诏废除诽谤妖言之罪，认为由于国家法律有诽谤妖言之罪，因而使臣下不敢尽情而言，皇帝也就无法发现自己的过失，因此废除此法，以利下情上达。五年（前175）四月，文帝不顾大臣反对，下诏废除盗铸钱令，同意可由民间自行铸造。然而，由于新铸钱和已铸钱大小、轻重、质量不一，而同在市场上流通，不但造成交易不便，而且更增加了币制的混乱，因此，这一措施效果不明显。十三年（前167）五月，文帝又下诏废除肉刑法，进一步缓和了社会矛盾。文帝通过废除苛令和采取与民休息、轻徭薄赋的政策，不但缓和了社会矛盾，而且使生产得以恢复和发展，从而使汉朝渐渐出现了多年未有的富裕景象。

淳于意录"诊籍"

　　我国古代医学习称的"诊籍"，即现代医学的"病历"，中医叫做"病案"。它是临床诊治过程的记录，对吸取经验教训，提高医术，促进医学的发展，具有重大意义。

　　周代已有中医书写病案的优良传统，但没有文献记载，现存最早的病案是西汉名医淳于意的"诊籍"。

　　淳于意（约前205～？），临淄（今山东淄博）人，曾做过齐国太仓长，故称"太仓公"。他从小喜爱医术，曾先后跟随公孙光、公乘阳庆学医。他医道高明，常常匿名行医，不愿为显门贵族看病。看病诊治时，总是认

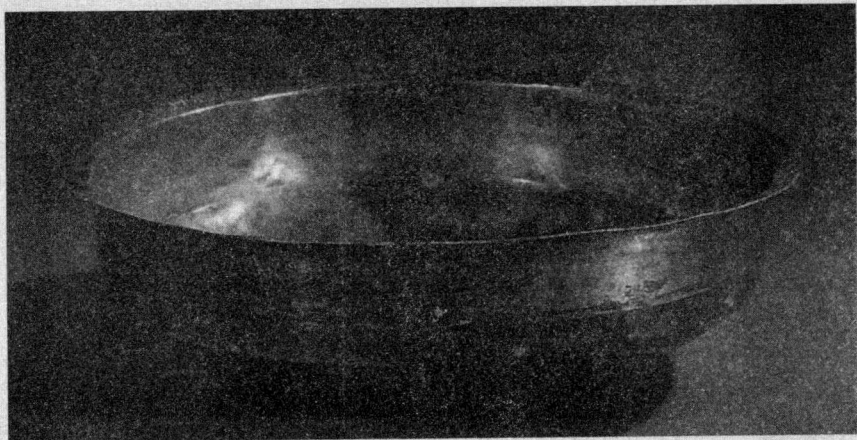

西汉医工盆。医用器具。敞口，外折沿，浅斜腹，假圈足。口沿和器壁上刻有"医工"字样，口沿上一处为工整的隶书，其余两处较潦草。

真记录诊籍，积累经验，总结教训，医术日臻精良。

汉文帝四年（前176），淳于意遭到诬陷，临被捕去长安前，他焦虑叹息地看着围聚哭泣的5个女儿，小女儿缇萦明白父亲为没有儿子能分担急难而感伤后，决意随父同行。到了长安，缇萦即刻上书文帝，为父申冤，以愿做宫中婢女来替父赎罪。文帝深为缇萦的忠孝品行感动，便将淳于意免刑释放，并亲自召见了他。

汉文帝召见淳于意时，对他学医的经过及临床治病的具体情况都做了详细询问，他根据平日记录整理的"诊籍"，列举25例，一一作了回答。当文帝问他"治病决生死，能全无失乎"时，他回答说："时时失之，臣意不能全也。"他采取实事求是的科学态度，即便疗效不佳甚至死亡的病例也照实记载，毫不掩饰。

在"诊籍"中，他详细而有条理地记载了病患者的姓名、性别、职业、里居、病因、病机、症状、治疗、预后等内容，具备了现代病案格式的主要款项。他在疾病的治疗上，以药物为主，常用复方，包括汤剂、丸剂、散剂、含漱剂、酒剂、外敷药、阴道坐药等多种剂型；还辅以针灸、冷敷等其他疗法，体现了西汉初年药、灸、针并用的治疗原则，说明方药治病占主要地位的情况。其中记有内、外、妇产、口齿等科的23种病症，以消化系统疾病为主。所述及的病因，以房事、饮酒为多，过食、寄生虫、过劳汗出、外感风寒等次之。"诊籍"中不仅记有浮、沉、弦、紧、数、滑、涩、大、小、代、实、弱等近20种单脉，而且论述了脉大而数、脉大而躁、脉大而实、不平而代、脉沉小弱等兼脉的诊判意义，其中有10例可单凭脉象而判断生死。体现了他高明的医术和西汉初年已很快发展的医学水平。

淳于意作为对文帝答辞的"诊籍"，被司马迁载入《史记·扁鹊仓公列传》中，得以完好的保存下来，成为我国现存最早的病案。

中医临床诊治经典《难经》问世

《难经》是继《内经》之后出现的又一部医学理论典籍，最后成书约在东汉以前，一说秦汉之际，又名《黄帝八十一难经》、《八十一难》，作者不详，隋以前托名黄帝撰，唐以后多题为扁鹊（秦越人）撰，均属伪托。

《难经》是释难之作，书中以问答形式，讨论了81个疑难问题，绝大部分是《内经》中已经提出而尚有疑点的问题，少部分引用的"经言"应该是指《素问》和《灵枢》二经，所以《难经》可以说是《内经》的延续和解答。

《难经》1～22难论脉学；23～29难论经络；30～47难论脏腑；48～61难论病证；62～68难论俞穴；69～81难论针法。它以解决与临床诊察治疗密切相关的基本理论为主，很少论述具体病症，也没有《内经》那样多论述人体发育、阴阳五行、天人相应等问题。它的主要贡献在：①发展了寸口脉法；②重视解剖，提出了"七冲门"和"三焦无形"说；③发展了经络脏腑理论，提出"奇经八脉"和"右肾命门"说。

《难经》首次全面论述了以寸口脉诊断全身疾病的原理，改变了《内经》中多见的遍身诊脉法。寸口，是指掌后高骨内侧手太阴肺经搏动的地方（桡动脉博动处），《难经》认为寸口是手太阴肺经之脉，全身气血都要朝会肺脏，十二经脉循环流注系统也是从肺经开始再到肺经结束，所以寸口脉能够单独反映五脏六

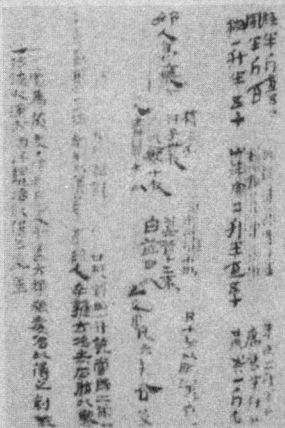

医方木简。涉及内、外、妇、五官、针灸等科。

腑的生理病理状况。《难经》"独取寸口"的诊脉法，被历代医学家推崇并沿用至今。

《难经》又把寸口脉分为"寸"、"尺"两部，这是作者的重大创见。它在《内经》寸口一部脉法的基础上，把寸口脉以"关"（掌后高骨，桡骨茎实）为界分为尺、寸二部，尺脉一寸，寸脉九分，尺脉诊阴，寸脉诊阳，分别诊断人体阴阳。并且特别倚重尺脉，认为尺脉对人体有决定重义。另外，它还把把脉指力轻重分为五等，以"三菽"、"六菽"、"九菽"、"小二菽"、"至骨"分别候察肺、心、脾、肝、肾五脏，为以后的"浮中沉"候脉法及寸关尺三部分候脏腑学说的创立奠定了基础。

《难经》对人体解剖十分重视，对心、肝、脾、肺、肾、胆、胃、小肠、大肠、膀胱、舌、咽、喉、肛门等器官的大小、形状、重量、位置和容量都有详细的论述。它把消化管道的七道关隘定为"七冲门"，分别为飞门唇、户门齿、吸门会厌、贲门胃上口、幽门胃下口、阑门大小肠相接处、魄门（又称肛门）消化道下极，对消化管道的解剖特征有完整的认识。同时，它通过解剖研究，认为《内经》和《灵枢》所载的三焦配脏的说法是一种错误，提出了"三焦无形"的结论。

《难经》还将人体经脉手足三阴三阳十二正经之外的冲脉、任脉、督脉、带脉、阴跷脉、阳跷脉、阴维脉、阳维脉称为"奇经八脉"，系统地对各脉的内涵、循行路线、生理功能、病理变化进行了论述，确立了中医经络学说完整的经脉系统。《难经》还提出了"右肾命门"的学说，认为"肾间动气"是生命之本，左肾为肾，右肾为"命门"，为明代李中梓确立的"肾为先天本论"奠定了基础。

《难经》是继《内经》之后又一重要的医学理论典籍。它对人体解剖生理、病理及"独取寸口"的诊脉法的叙述，反映了秦汉时中医理论的水平，对以后中医理论的发展有深远的影响，之后历代对《难经》都有校勘注释和补正发挥，有众多的版本刊行。

汉代针灸疗法流行

　　秦汉时期，针灸疗法一直在临床治疗学中居于重要地位。针灸是古老的治疗方法。马王堆出土的《阴阳十一脉灸经》，记载了灸治各条经脉在临床上的治疗作用。《黄帝内经》讲述了完整的经络理论，对俞穴、针法、刺禁等都有详细的说明，还记载了9种不同的针具，称为"九针"，并分别记述了"九针"的用法和功能。河北满城刘胜墓出土的金银医针，也是对两汉时期医用针具的真实反映。东汉早期成书的《难经》，进一步发展了《内经》的经络学说，强调了"五俞穴"和"八会穴"的临床意义，创

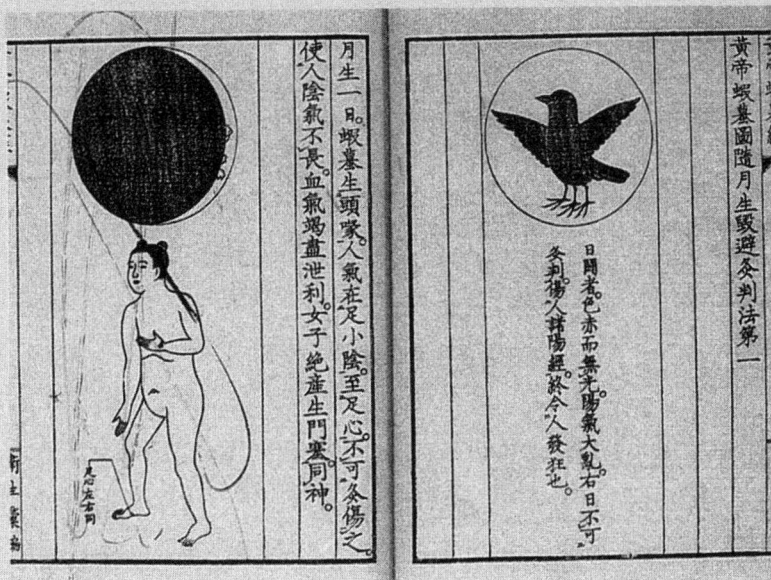

日斗禁灸

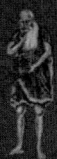

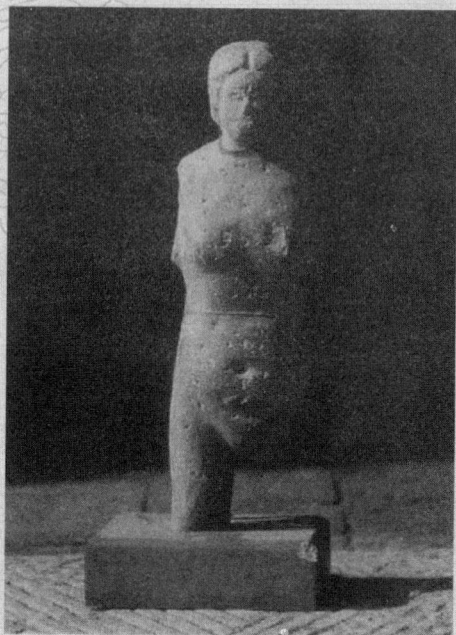

针灸陶人（残）

立了"补母泻子"的取穴原则，都一直为后世医家所遵用。

从西汉初年的淳于意，到东汉末年的张仲景，都是针灸与药物并用的著名医家，尤其张仲景，不仅在《伤寒论》中多次提到针灸疗法，而且专设"可刺不可刺"、"可灸不可灸"等章，论述针灸宜禁问题。西汉时期还出现了专以针灸治病的医生，如四川涪水一带的涪翁，就是一位家境贫寒而热心以针灸为人治病的针灸专家，其弟子程高、再传弟子郭玉，都以针灸之术著称。据说涪翁还撰有《针经》一书，可惜没有传世。

华佗不仅是杰出的外科学家，而且精于针灸之术。当时曹操患"头风眩"病，屡治不效，华佗却能用针灸迅速取效，因而被曹操强行留作侍医。但华佗不慕名利，不肯只为曹操一人治病，不久便托辞归家，延期不返，因此获罪于曹操，终遭杀害。此外，华佗的弟子樊阿，也是著名的针灸大家，一般医生认为不能妄针或针之不过4分的胸背部危险俞穴，樊阿却常针1～2寸甚至5～6寸深，每每取得良好疗效，可见他的针刺技术已相当娴熟精巧。据史书著录，汉代曾有不少针灸专著问世，可惜均已失传。晋代名医皇甫谧著《针灸甲乙经》时，曾以《明堂孔穴针灸治要》为重要参考书，该书出自汉代医家之手，其主要内容保存在《针灸甲乙经》中。

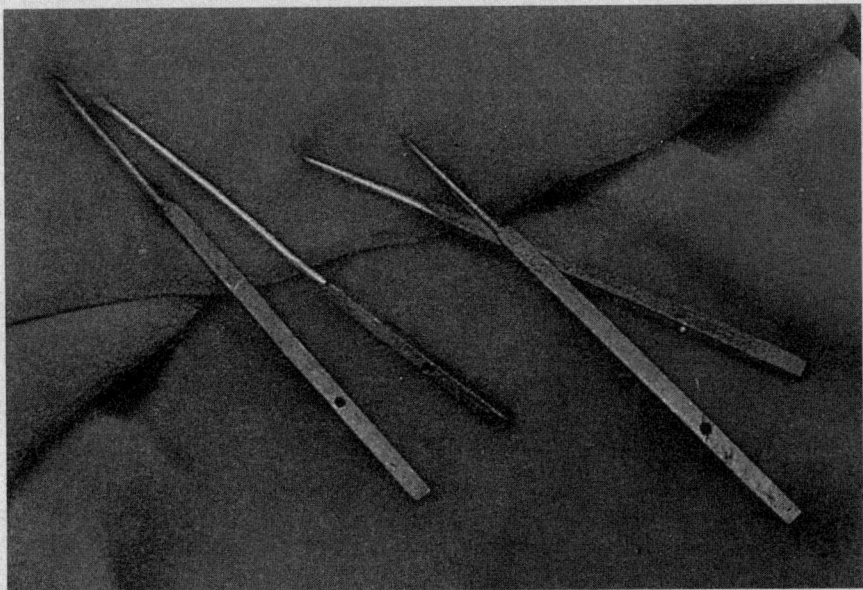

刘胜墓金针。设金针四枚，银乐颠颠 六枚。完整的四枚金针为针、锋针各一枚及毫针二枚。据研究，这枇金银医针与《灵枢·九针十二原》所述形制相似，为早期的针灸专用针。

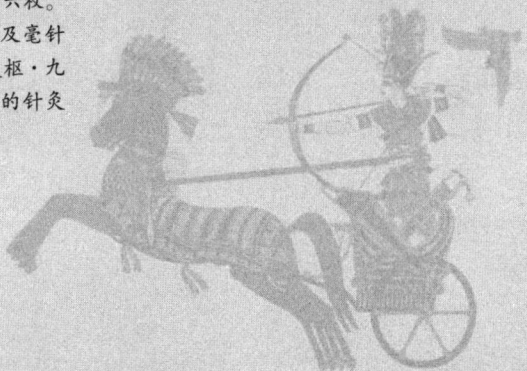

《神农本草经》最早总结中药

　　《神农本草经》是现存最早的药物学专著，为我国早期临床用药经验的第一次系统总结，历代被誉为中药学经典著作。

　　在我国古代，大部分药物是植物药，所以"本草"成了它们的代名词，这部书也以"本草经"命名。汉代托古之风盛行，人们尊古薄今，为了提高该书的地位，增强人们的信任感，它借用神农遍尝百草，发现药物这妇孺皆知的传说，将神农冠于书名之首，定名为《神农本草经》。俨然《内经》冠以黄帝一样，都是出于托名古代圣贤的意图。

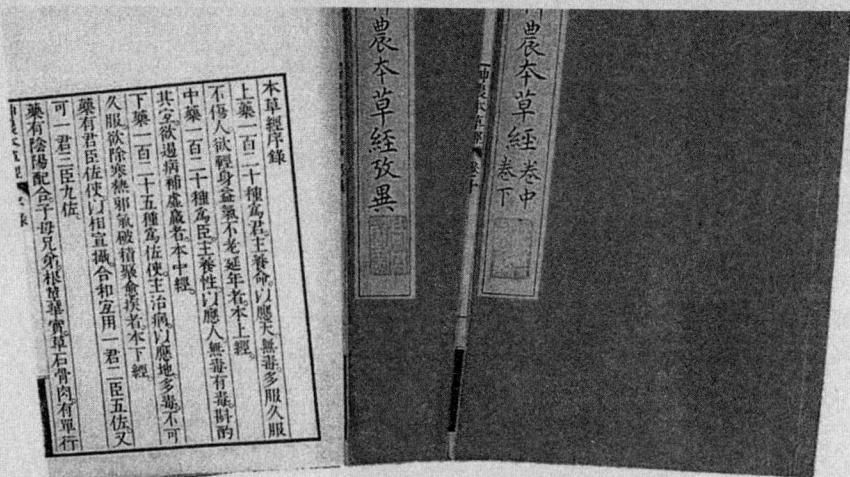

《神农本草经》缉佚本书影。日本福山医员森
立夫缉，嘉永甲寅刻温知药室藏梓。

　　《神农本草经》的作者及成书时代尚无实证加以确定，但它成书于东汉，并非出自一时一人之手，而是秦汉时期众多医学家总结、搜集、整理当时药物学经验成果的专著，此已经是医学史界比较公认的结论。

　　全书分 3（或 4）卷，共收载药物 365 种，其中植物药 252 种，动物药 67 种，矿物药 46 种。书中叙述了各种药物的名称、性味、有毒无毒、功效主治、别名、生长环境、采集时节以及部分药物的质量标准、炮炙、真伪鉴别等，所载主治症包括了内、外、妇、儿、五官等各科疾病 170 多种，并根据养命、养性、治病三类功效将药物分为上、中、下三品。上品 120 种为君，无毒，主养命，多服久服不伤人，如人参、阿胶；中品 12 种为臣，无毒或有毒，主养性，具补养及治疗疾病之功效，如鹿茸、红花；下品 125 种为佐使，多有毒，不可久服，多为除寒热、破积聚的药物，主治病，如附子、大黄。书中有 200 多种药物至今仍常用，其中有 158 种被收入 1977 年版的《中华人民共和国药典》。

　　《神农本草经》有序例（或序录）自成 1 卷，是全书的总论，归纳了 13 条药学理论，首次提出了“君臣佐使”的方剂理论，一直被后世方剂学所沿用，但在使用过程中，含义已渐渐演变，关于药物的配伍情况，书中概括为“单行”、“相须”、“相使”、“相畏”、“相恶”、“相反”、“相杀”七种，称为七情，指出了药物的配伍前提条件，认为有的药物合用，可以相互加强作用或抑制药物的毒性，因而宜配合使用，有的药物合用会使原有的药理作用减弱，或产生猛烈的副作用，这样的药应尽量避免同时使用。书中还指出了剂型对药物疗效的影响，丸、散、汤、膏适用于不同的药物或病症，违背了这些，就会影响药物的疗效。

　　由于历史和时代的局限，《神农本草经》也存在一些缺陷，为了附会一年 365 日，书中收载的药物仅 365 种，而当时人们认识和使用的药物已远远不止这些。这 365 种药物被分为上、中、下三品，以应天、地、人三界，既不能反应药性，又不便于临床使用，这些明显地受到了天人合一思想的

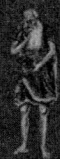

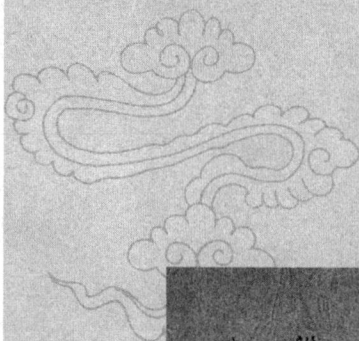

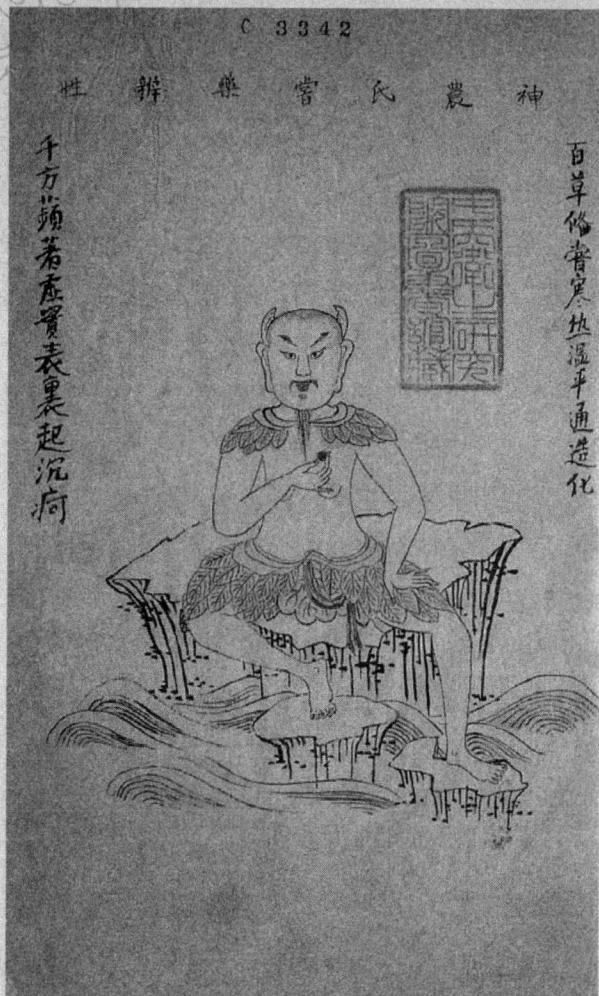

神农氏尝药辨性。出自清代嘉庆年间林钟绘《古代医家画像》稿本。

影响，而且在神仙不死观念的主导下，收入了服石、炼丹、修仙等内容，并把一些剧毒的矿物药如雄黄、水银等列为上品之首，认为长期服用有延年益寿的功效。这显然是荒谬。此外，《神农本草经》很少涉及药物的具体产地、采收时间、炮制方法、品种鉴定等内容，这一缺陷直到《本草经集注》才得以克服。

尽管如此，《神农本草经》的历史地位却是不可低估的，它将东汉以前零散的药学知识进行了系统总结，其中包含了许多具有科学价值的内容，被历代医家所珍视。而且其作为药物学著作的编撰体例也被长期沿用，作为我国第一部药物学专著，影响是极为深远的。

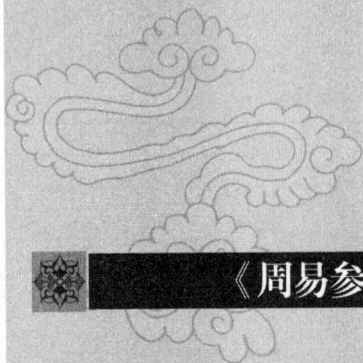

《周易参同契》集炼丹术精华

　　《周易参同契》是中国东汉后期著名炼丹家魏伯阳（约100～约170）等人在炼丹术方面的著作。该书正文共6000字左右，用《周易》中的卦和道家哲学作为炼丹的理论基础。它是世界炼丹史上最古的理论性著作，对后代炼丹术产生了巨大的影响。

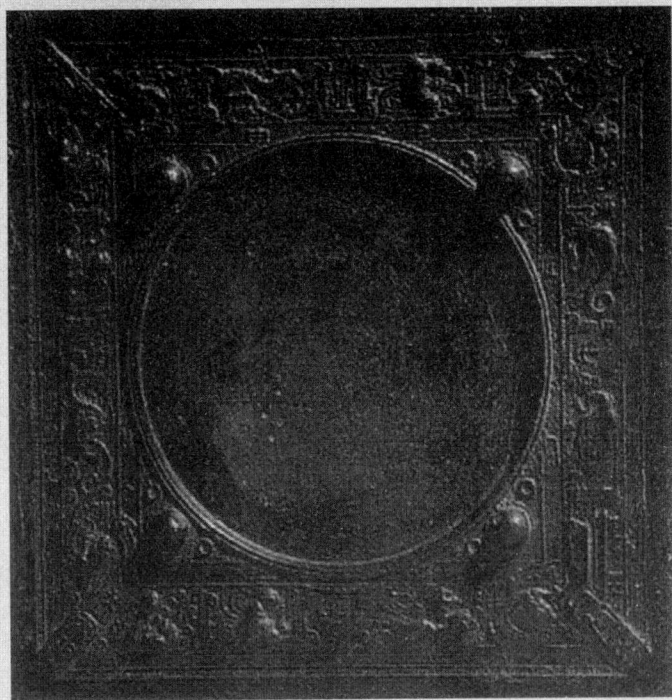

东汉式盘

中国炼丹术分为内丹术（呼吸内功等）和外丹术（实验室药物反应化学）。《周易参同契》中内、外丹内容并存，集炼丹术精华，为我们今天研究古代化学和医学提供了资料。其中除了总结性的理论外，以外丹为主，内丹为辅。

书中提到的炼丹药物有：铅、汞、丹砂（即硫化汞）、胆矾、云母、矾石、硇砂（即氯化铵）、磁石、铜、金、胡粉（即碱式碳酸铅）等，并总结了一些元素和化合物的性质、制法、反应、原料配比、操作过程等知识，提出了物质发生化学变化要依一定比例的粗略概念，即"分剂参差，失其纪纲"。

书中叙述最详的是制"还丹"的过程，即三变：第一变是将15两铅和6两水银放在反应器中，用炭火加热，得到铅汞齐；第二变则在放置中进行，随岁月的流逝，铅汞齐失去部分汞，崩解而成细粉状的"明窗尘"；第三变是将"明窗尘"进一步研磨和混合，然后放入密封的耐高温的鼎器加热。开始较缓和，最后施以强热，以熊熊火焰包围鼎器。并且要昼夜值班不懈，注意调节温度，以免发生意外。这样，经适当时间，便可得到紫色的氧化汞和氧化铅的混和物——"还丹"。这实际是一升华过程，书中还有一记述升华装置的"鼎器歌"，说明当时的炼丹术已使用升华方法。

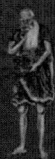

张仲景著《伤寒论》

张仲景（2～3世纪），即张机，汉代医学家，南阳郡涅阳（今河南南阳）人，年少时跟随同郡张伯祖学医，曾任长沙太守。东汉末年，瘟疫流行，张氏宗族的200多人在不到10年时间就死去2/3，其中大部分死于伤寒发热。张仲景悲愤之余，发愤读书，刻苦钻研《内经》、《阴阳大论》等古典医药书籍，总结东汉以前众多医家和自身的临床经验，于东汉末年撰成了《伤寒杂病论》这部划时代的临床医学巨著。《伤寒论》即是《伤寒杂病论》的组成部分之一。

《伤寒论》共10卷，是一部以论述伤寒热病为主的奠基性中医临床

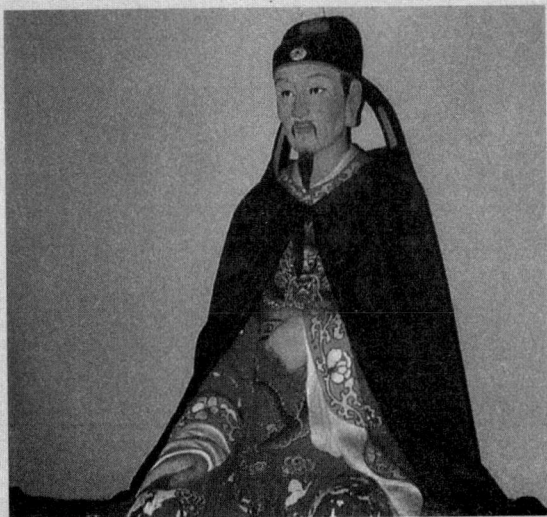

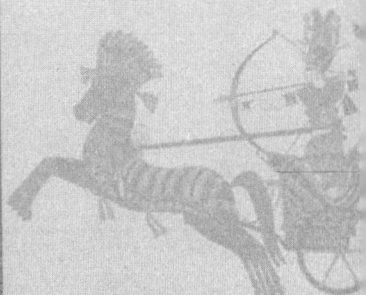

张仲景像

《金匮要略》书影。明万历年间虞山赵开美校刻本。

《伤寒论》书影。张仲景著《伤寒杂病论》，被后人整理成《伤寒论》和《金匮要略》两书行世。

经典著作。张仲景在《伤寒论》中，对其发病的因素、临床症状、治疗过程及愈后等问题，进行了综合分析，创造性地提出了六经辨证的学说，即按热性病发病初、中、末期不同的临床表现和不同治疗的反应与结果，分为辨太阳病、辨阳明病、辨少阳病、辨太阴病、辨少阴病、辨厥阴病脉证并治，以及"平脉法"、"辨脉法"、"伤寒例"、辨痉湿暍、辨霍乱病、辨阴阳易差后劳复脉证并治。

在诊断上，张仲景"勤求古训，博采众云"，采用"望、闻、问、切'四诊'"和"阴、阳、表、里、虚、实、寒、热'八纲'"对伤寒各种证型、各阶段的辨脉、审证大法和用药规律用条文的形式作了比较全面的说明和分析。这种辨证思路、方法和治疗法则，就是人们常说的"辨证论治"，成为后世治疗过程中必须遵循的诊治原则，体现了中医学所具有的独特而完整的医疗体系。

全书以六经辨证为纲，方剂辨证为法。按汗、吐、下、和、温、清、补、消"八法"，结合《内经》有关正治、反治、异病同治、同病异治的各种治疗法则，包括了397法、113方。其中方剂有柴胡汤、桂枝汤、理中丸、麻黄汤等，并说明了各方剂药物的组成、用法及主治病证。这些方剂经过验证，效果显著，为中医方剂治疗提供了变化、发展的基础。

《伤寒论》虽主要论述伤寒证治，但贯穿书中的"辨证论治"思想及六经大法，对于各科临床诊治均有指导意义。

原书《伤寒杂病论》撰成后，因战乱散佚，后经晋代王叔和整理，北宋治平二年（1065）再经校正书局校订，编纂成当时《伤寒论》的通行本。

自宋以来，注释和研究《伤寒论》的著作不胜枚举（600种左右）。而外国对张仲景的研究也很深入，论著颇多。张仲景的方剂被推为"经方"，称之为"众方之祖"。张仲景也被尊为"医圣"。

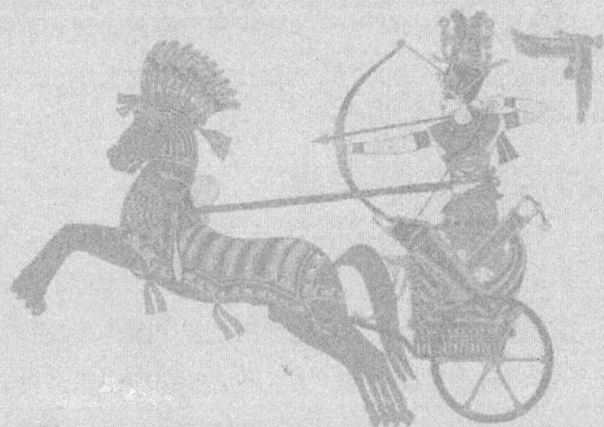

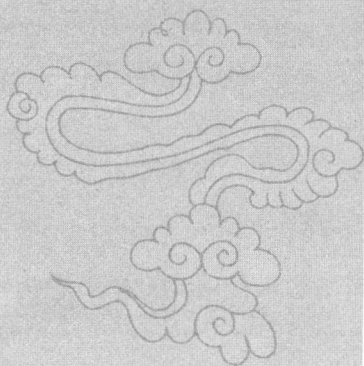

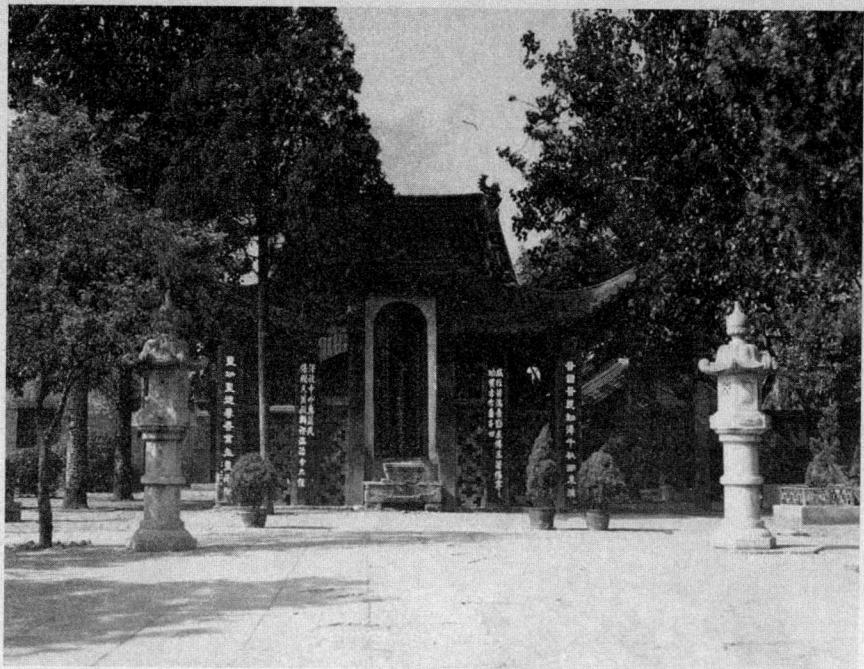

张仲景墓。在河南南阳张仲景故乡。

华佗创五禽戏

　　五禽戏，也叫五禽气功、五禽操、百步汗戏，是东汉华佗在运动实践中创编的成套导行健身术。因模仿虎、熊、鹿、猿、鸟 5 种禽兽的神态和动作而得名。

　　华佗（约 141 ~ 208）又名敷，字元化，沛国谯（今安徽亳县）人，是汉末著名医学家、养生家，外科技术尤为精湛，首次把全麻醉剂（酒服麻沸散）应用于外科手术，大大推进了外科手术的发展。他还根据人体的生理和某些医理，在继承前人导引理论和实践的基础上，阐明了运动对于健康的重要性和导引在养生方面的作用，创编五禽戏。

　　中国人很早就有人知道仿效鸟兽动作能舒筋活络，健身治病。长沙马王堆出土的西汉墓葬帛画中的"导引图"上就有一些模仿动物形态和姿势的动作。我国最早的医书《内经》和先秦《庄子》中，也有关于"熊经鸟伸"的记载。可见模仿动物动作操练以强身治病由来久远。而东汉华佗将前人的

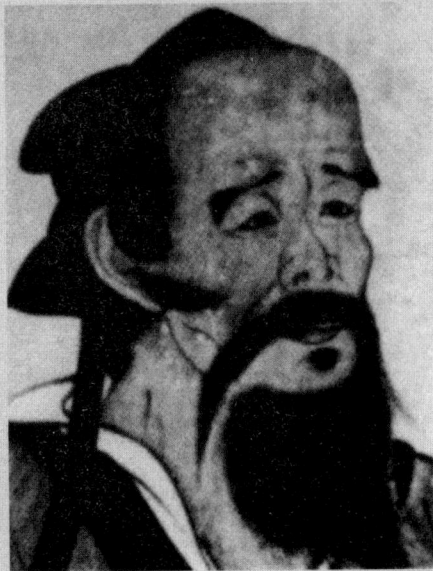

华陀字元化，沛国谯（今安徽亳县）人，是汉末著名医学家、养生家，外科技术尤为精湛，首次把全麻醉剂（酒服麻沸散）应用于外科手术，大大推进了外科手术的发展。

理论和实践加以总结，创编了这套保健医疗体操，并提出了预防疾病为主的理论。在中国运动史、气功史上有极重要的意义。

在汉代，尤其是汉武帝时期，作为帝王的汉武帝竭力追求长生不老，一时方术大盛，华佗走的却是与一般方士不同的道路，他认识到运动对人体健康具有重要的作用，体育锻炼才是延年益寿的科学方法。史籍所载，华佗的弟子吴普坚持操练五禽戏，九十多岁时仍耳目聪明，牙齿完好无损，而且身体有病时，可以依赖操练五禽戏而治愈。

华佗所创五禽戏的具体动作早已失传，六朝陶弘景《养生延命录》中所辑《五禽戏诀》可能与原来的动作差距不大。

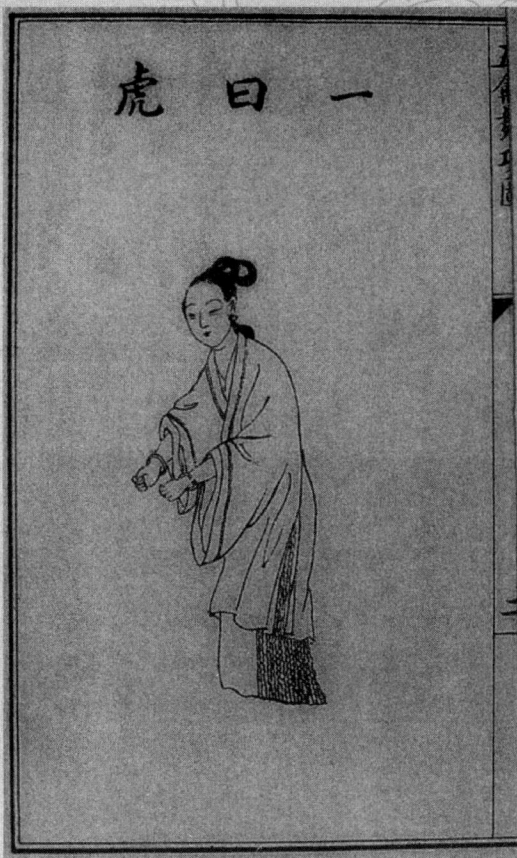

五禽戏——虎。摹仿动物的动作以养生健身，是中医导引术的基本内容，早在战国时期仿生导引已盛行。东汉华佗在前人的基础上编"五禽戏"，摹仿虎、熊、鹿、猿、鸟五种动物的行为来锻练身体。图为《内外功图说辑要》中的五禽戏——虎。

五禽戏五种类型动作的作用各不相同，一般说，虎势能使身体强健，加强肌腱、骨骼、腰髋关节功能；鹿势能引伸筋脉，益腰肾，增进行走能力；猿势能使脑筋灵活，记忆增强，发展灵敏性，开阔心胸；熊势能增强脾胃功能，

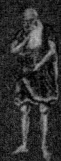

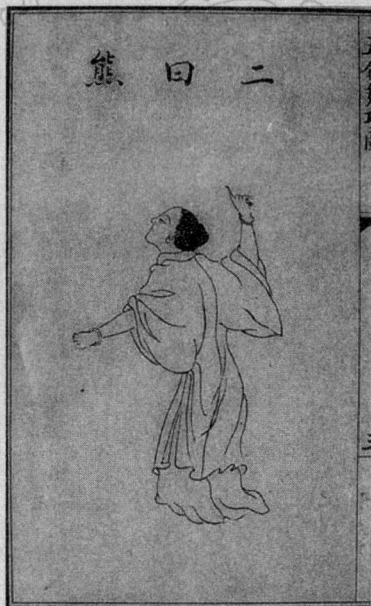

五禽戏——熊

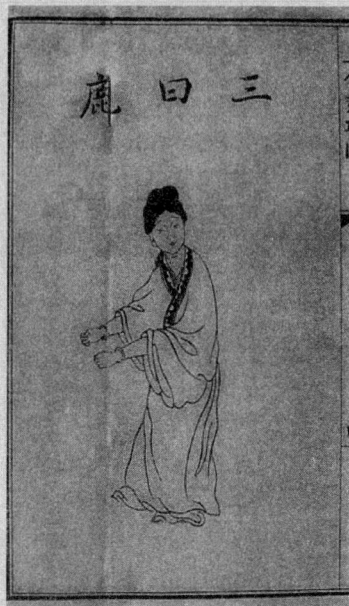

五禽戏——鹿

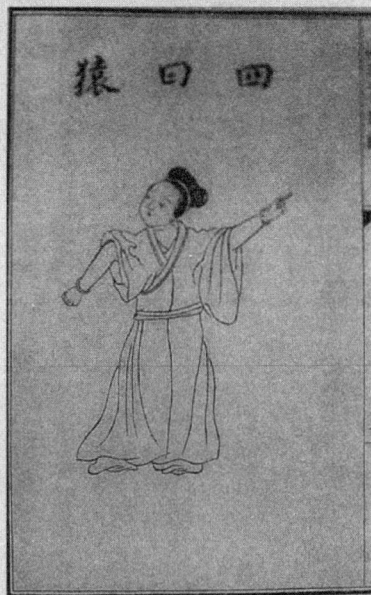

五禽戏——猿

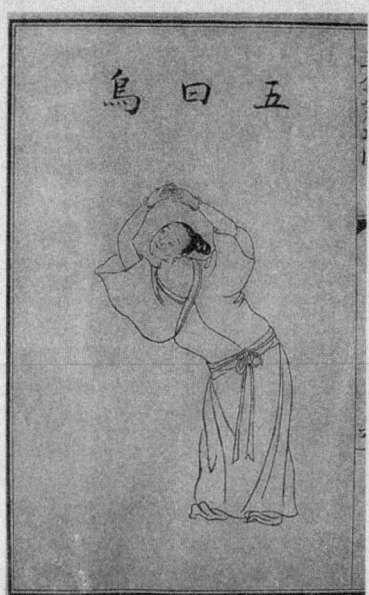

五禽戏——鸟

增强力量；鹤势能加强肺呼吸功能，提高平衡能力。练五禽戏不仅要求形似，而且要求神似，要做到心静体松，动静相兼，刚柔并济，以意引气，气贯全身，以气养神，精足气通，气足生精。五禽戏以中医理论为基础，以人的生理特征为依据，运用五行、脏象、气血、经络等学说来解释它的作用。练五禽戏时要求守住意，运好气，集中精力，尽快入静，呼吸缓慢柔和、深长均匀，轻松自然，运动时劲蓄不露，做到"气行则血行"，每次练习应力求出汗，以促进新陈代谢，活血化瘀，去邪扶正；全过程要贯穿单腿负重、步分虚实、躬身前进，还要注意神态模仿逼真，如模仿虎的威猛、鹿的回首、猿的灵敏、熊的浑厚、鹤的翘立等。

　　五禽戏的出现，很大程度上推动了后世导引养生术的发展，同时对后来一些象形拳的创编提供了一些有益的启示，因而对我国的运动史、气功史产生了极深远的影响。

华佗成为外科鼻祖

华佗擅长内、外、妇、儿、针灸各科,尤其精于外科。

他首创开腹术,为后代医家誉为"外科鼻祖"。《后汉书·华佗传》载,如果疾病发结于内,针灸药物无法治疗,华佗就让病人以酒服"麻沸散",等病人全身麻醉,毫无知觉后,"刳破腹背,割除病结";如果病在肠胃,就把肠胃切断,冲洗,清除积秽,然后再缝合,敷上"神膏",四、五日后,创口便能愈合,一月之间病人就能完全恢复。这种在全身麻醉情况下的腹腔肿瘤摘除和肠胃部分切除吻合术,今天做来也不简易,而1700多年前的华佗能熟练精巧地完成,并能达到在四、五日愈合手术切口,与现代无菌手术的愈合期相一致的效果,不能不谓神绝。华佗在外科学和麻醉学上的深刻造诣,不仅在中国医学史上是空前的,在世界外科手术史和麻醉学史上,也占有相当重要的地位。在其影响和启发下,中国后世医家研究麻醉散取得了不少成果。如宋代窦材用"睡圣散"作为灸治前的麻醉药。《世界医学史》的作者西欧鲁氏说:"阿拉伯医家知用一种吸入的麻醉剂,恐从中国人学来,称为中国希波克拉底的华佗,很精此技术。"可见华佗的麻醉术在国际上具有深远的影响。

华佗传授的弟子三人,樊阿善针灸、吴普著本草、李当之著药录,都闻名于当世。华佗本人的著作未传世,传本华佗《中藏经》是后人托名所作。

炼丹术兴起

　　早在公元前3世纪，中国就出现了炼丹活动，西汉时期炼丹术正式兴起并迅速繁盛，东汉末年炼丹术已趋于成熟。

　　炼丹术是道教修炼方术，它用炉鼎烧铅、汞等矿石（或掺和草术药）以制"长生不死"的丹药，它以丹砂为主要原料，因而称为炼丹术，因方士们声称服食后可以成仙，炼成的丹药可以变成黄金，所以又被称为仙丹

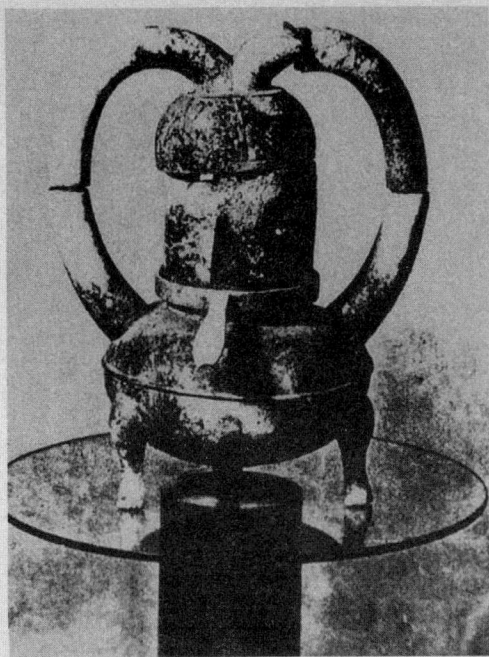

东汉彩虹鼎。彩虹鼎是东汉时期炼丹术使用的一种设备。

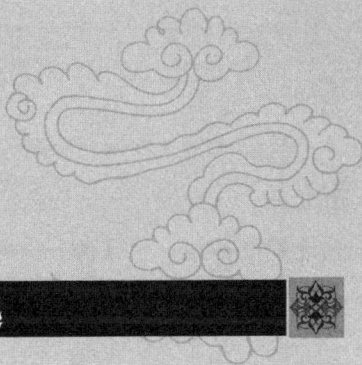

术，炼金术等。在炼丹家看来，丹砂和黄金水银等是可以通过锻炼而相互转化的，这种经过锻炼而得到的黄金可以达到使人长生不老的神奇效果。方士们的游说，使汉初一些帝王和官僚深信不疑，炼丹的炉火从此燃烧起来。

西汉元光二年（前133），方士李少君请武帝"祀灶""致物"，化丹砂为黄金以便服食，得到汉武帝的支持和响应。淮南王刘安养宾客方士数千人，写了20多万字的讨论神仙方术的著作，其《三十六水法》，据说可以化黄金为水浆，服食后便可长生。西汉末或东汉初成书的《黄帝九鼎神丹经诀》记载了九种神丹大药的药方和炼法。东汉魏伯阳的《周易参同契》是世界上现存最早的炼丹术理论著作，其中说到当时炼丹家《火记》六百篇，可见当时火法炼丹相当普遍，而且积累了大量经验，这时，方士们的神仙思想已发展为道教，随着它的发展，炼丹的风气已深入民间，而且成为方士们"修仙"的一种重要手段。炼丹所用的原料很多，仅矿石类药物就有六七十种，除丹砂外，还有雄黄、雌黄、石留黄、曾青、矾石、磁、戎盐，合称八石，烧炼方法有煅、炼、炙、溶、抽、飞、伏等。炼丹被视为一种神授之术，丹房一般设在人迹罕至的深山密林中，并有一套神秘的仪式和众多的禁忌。

炼丹术兴起以后，通过长期实践，客观上却发现了许多化学现象，并制备了一些化合物，为中国药物学和古化学的发展作出了积极的贡献。

皇甫谧著针灸经典

魏甘露四年（259），魏晋医学家皇甫谧著我国现存最早、内容较完整的针灸学经典专著《针灸甲乙经》。

皇甫谧（215～282），幼名静，字士安，自号玄晏先生，安定朝那（今甘肃平凉西北）人。他原是一位经学家，42岁时因患关节炎，加之耳聋，

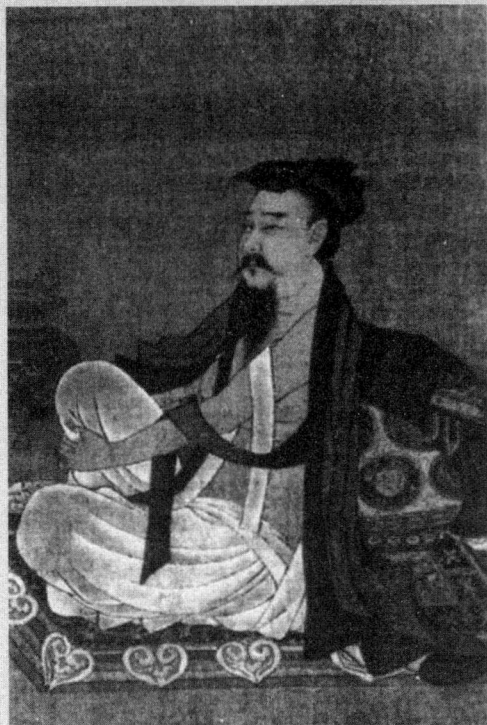

皇甫谧像

便开始钻研针灸医术，终于著成这部针灸经典著作，为针灸学术的发展作出了很大的贡献。所撰还有《寒食散方》两卷，现已散佚，但部分佚文在《诸病源候论》和《医心方》等书中保存下来。

《针灸甲乙经》原名《黄帝三部针灸甲乙经》，简称《甲乙经》，共10卷，后改为12卷128篇，主要论述医学理论和针灸的技术方法。原书4卷，根据天干的甲、乙、丙、丁顺序编排，故命名《针灸甲乙经》。此书集《素问》、《针经》和《明堂孔穴针灸治要》三书中有关针灸学的内容分类编辑合成。书中论述了脏腑经络、诊法、针灸方法及禁忌，各种疾病的病因病理及症候，针穴治疗取穴等，特别对针灸孔穴的名称、部位、取穴方法等进行了逐一考证，重新提出穴位的排列方法，即将人体躯干按头、背、面、颈、肩、胸、腹、四肢分三阴三阳经排列穴位，使定位孔穴达到349个，比《内经》增加189个穴位，确定了后世针灸穴位基本排列规则，也开创了后世医家分类编撰医经的先例。

皇甫谧的《针灸甲乙经》是对晋代以前针灸疗法的系统归纳和总结，对针灸的发展起到了重要的作用。该书历代刊行10多次，在唐代及同期稍后的日本、朝鲜等国医事律会中均被列为必读教材，同时也被欧美一些大图书馆收藏。由于书中保存了《内经》等古典医书的内容，也成为研究《内经》古传本的重要依据。

《龙门药方》刻石

　　现知最早的医方石刻——《龙门药方》，刻于北齐时代、河南洛阳龙门石窟的药方洞中。距今 1300 多年前，在雕版印刷技术发明之前，科学技术及知识的传播极不便利，将药方刻于石上，放置在人流量甚大的朝拜圣地，供抄录和拓印，以促进医药知识的传播和普及，是我国古代医学史上的一大创举。

　　岁月的流逝导致了《龙门药方》的字迹剥落残缺，以致历代学者所见的石刻内容的统计数字不尽一致。据 1986 年的统计报道。它现存 129 方，其中药物方 110 个，针灸方 19 个，其余 15% 的字迹已无法辨认了。这 129 方的内容相当丰富，治疗疾病达 41 种，其中内科病 26 种，外科病 15

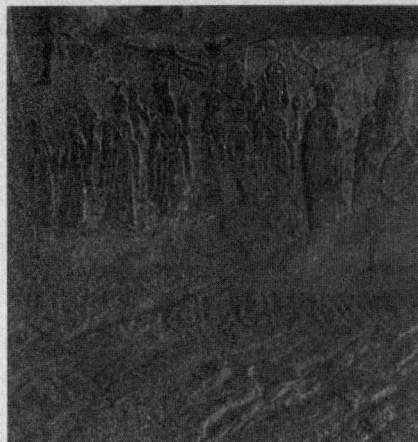

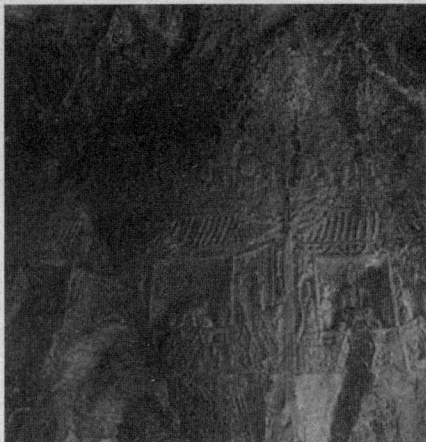

龙门石窟札佛图　　　　　　　龙门石窟屋形龛

种；使用药物共 122 种。药物剂型有汤、丸、油、散、膏、饮剂等；服用及治疗方式有口服、含漱、闻气、灌注、浸渍、冲洗、针刺、温灸、外敷、覆盖、导尿等。其中记载的导尿技术已经达到了较高水平，是世界上最早的关于导尿术的记载。方法虽然十分简单，但这种构想是十分了不起的。这种安全有效的导尿方法，说明中国医学家在 1000 多年以前对人体泌尿系统的生理解剖就已有了比较正确的认识。

《龙门药方》内容本身及刻石记载的方式，体现了古代医学家的杰出成就和无私奉献精神，是我国医学史上的一笔珍贵财富。

陶弘景注《本草经》

陶弘景（456～536）字通明，所著《本草经集注》堪称《神农本草经》之后本草学的一个重要里程碑。

在《神农本草经》所记载的365种药物的基础上，又增补了选自《名医别录》的365种新药，共730种，并撰写了比较详细的注文。为区别书中不同的文字构成，陶弘景以小字写注文，以红色和黑色的大字分别书写辑录的《神农本草经》和《名医别录》的内容，这样处理，使全书内容源流清晰。

《本草经集注》的重要成就，首先在于按统一体例整理了当时流传的各种《神农本草经》。该书首次按药物的自然属性将所选的730种药物分为玉石、草木、虫兽、果菜、米食等，比《神农本草经》上、中、下三品分类有突破性意义的进步。唐代《新修本草》和明代李时珍《本草纲目》的分类方法，都是对这种药物分类法的继承和发展。该书"序例"中还提出了"诸病通用药"，列举的这类药物共80多种，依照药物的治疗性能分类，这对于临床实用有重要的指导意义。现代中药学著作大都沿用这种功能分类的方式，足见其开创之功。陶弘景重视药物的性味，他将药性分为寒、微寒、大寒、平、温、微温、大温、大热几个属性，特别强调药物的寒温特性，指出"甘苦之味可略，有毒无毒易知，唯冷热须明"。另外，对药物的产地、采集、炮炙、贮存、鉴别等都有较多的补充和说明，尤其重视药物产地对药物疗效的影响。

《本草经集注》在中国药学史上有很重要的地位，它对南北朝以前的本草著作进行了一次系统整理，使中国主流本草学著作的雏形大体定型。

《诸病源候论》总结各科病因学

　　大业六年（610年），隋代太医博士巢元方等奉诏编撰《诸病源候论》。该书依据《内经》中有关病因病理的知识，系统总结了隋代以前对许多疾病的认识，是我国最早论述以内科病为主各科病因证候的专著。

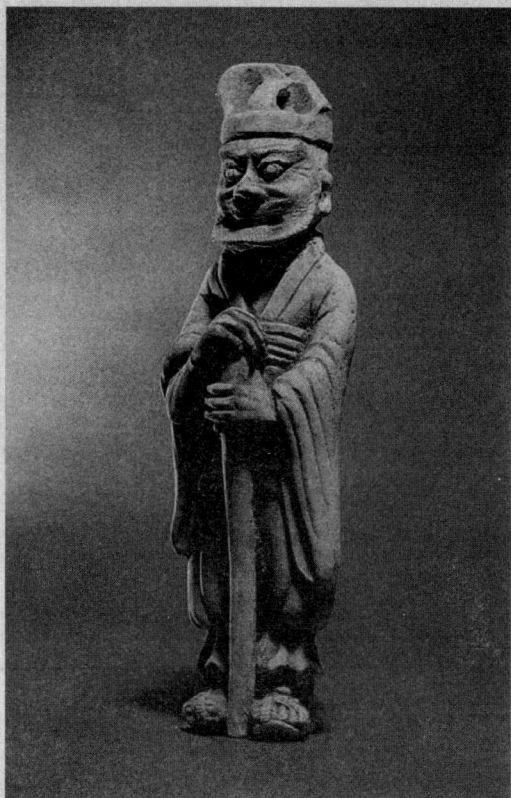

隋代持杖老人俑

　　《诸病源候论》又称《巢氏诸病源候总论》，简称《巢氏病源》。全书共 50 卷，把内、外、妇、儿、五官、皮肤等科的 1700 多种病证分为 67 门、1729 条（候），每候一证，分别论述了各种疾病的病因、病理、临床表现、演变过程等。内容十分详细、明确。书中内科病所占篇幅居多，如风病、虚劳病、腰脊病、伤寒病、温病、热病等，其中风病即载 29 种。此外，外科中仅"金疮"一类就记载了 23 种，妇科杂病达 140 多种，皮肤病 40 多种，眼科疾病 38 种。该书记载的内容如此广泛，是前代医书所不能比拟的。

　　《诸病源候论》注重从认识论和方法论的角度对疾病的病因、病理进行探讨，比起《内经》中运用的笼统论述有了明显的进步。如书中提出传染性温病是"岁时不和，凉温失节，人感乖戾之气而生病"。这种"乖戾之气"的观点为明代医家吴又可继承发展，为中医外感病学作出了重要的贡献。书中又指出疥疮均由疥虫引起，并认为"人往往以针挑得，状如水中虫"。这种说法比 1758 年欧洲 Linne 氏关于疥虫的报告要早 1000 多年。书中还对消渴、脚气、麻风病等进行了详细的描述。并提到了人工流产、肠吻合术、大网膜切除术和拔牙术等，特别记载了伤口分层"8"字缝合的理论及方法，反映出当时较高的手术水平。

　　《诸病源候论》在许多病证后引录了《养生方》的治疗内容，而不是象一般医书那样附上药方和针灸治疗法。《养生方》是南北朝时一部论述养生方法的专著，早已佚失。但其中部分内容在《诸病源候论》中得以保存下来。

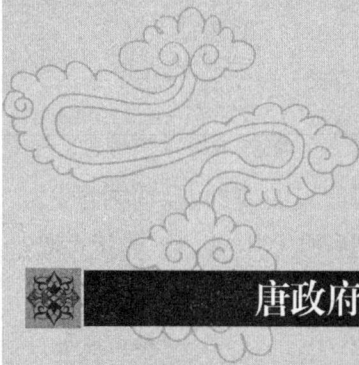

唐政府颁行《新修本草》

显庆四年（659），颁行《新修本草》，凡 53 卷，含本草、药图、图经三部分，共收药物 844 种。显庆二年（657），在勋官苏敬的建议下，唐政府命令由英国公主持，苏敬等儒臣和医官 20 多人集体编修本草；至显庆四年（659）编成《新修本草》一书，也称《唐本草》。《新修本草》全书包括新修本草正文、药图、图经 3 部分，总计 54 卷，共载药物 850 种。第 1 部分新修本草正文 20 卷、目录 1 卷，是在梁代陶弘景《本草经集注》的基础上补充新知识，增加 114 种新药及注文编辑而成。《新修本草》内容较《本草经集注》丰富，分类也更详细，将药物分为玉石、草、木、兽禽、虫鱼、果、菜、米谷、有名未用等 9 类，着重论述药物的名称、性味、功用和附方等。第 2 部分是药图 25 卷、目录 1 卷，是对全国药物进行普查后绘制成的各种地道药材的彩色图谱。第 3 部分图经 7 卷，则是对药图的文字说明，记载药物产地、形态特征及采集、炮炙方法等。遗憾的是第二、第三部分成书后不久即失传。现在传存的《新修本草》，是指其正文部分。

在编撰过程中，唐政府凭借大一统天下的强盛国势，动用了全国的财力和物力，第一次较全面地实地调查了国内的药物，对各地的特产药物进行征集，并绘制成图送往京城备用。同时，编撰者采取了实事求是、严谨治学的态度，以《本草经集注》为依据，力求保持原书的书写风格。他们用单行红色大字书写《神农本草经》原文，而收录《名医别录》的内容时，则用单行黑色大字写出；对于陶弘景注和新加的注文，均写成双行小字，并分别标以"陶隐居云"及"谨案"的字样；属于修定时新增加的药物，则加有"新附"二字，以示区别。这种书写体例，较完整地保留了古代文献原有的风貌。另外，他们根据有关资料及实际考查结果，对前人书中的一些不妥之处进行了修正和补充。如《本草经集注》认为"铁落"是染皂铁浆，唐人以"牡荆"为"蔓荆"等，《新修本草》均进行了更正。在辨认药物形态方面，《新修本草》纠正了陶弘景对玄参、白薇、牵牛草、马鞭草等多种药物形态的错误描述，并补充了许多关于药物产地、性味、采集及炮炙等方面的新知识。此外，书中还增收了郁金、薄荷、蒲公英、刘寄奴等新药和安息香、阿魏、胡椒等20多种外来药，丰富了我国药学的内容。

《新修本草》是我国也是世界上第一部由国家正式颁布的药典性专著，它系统地总结了唐代以前本草学的成就，内容丰富，图文并茂，成为约束医生、药商的标准药物学著作，具有很高的权威性和实用性，亦为此后五代、后蜀及宋代的官修本草提供了补订的蓝本。该书问世后，在国内外都产生了较大的影响，被唐政府列为医学生的必修之书，稍后传入日本、朝鲜等国，也被作为医学校的法定教材。

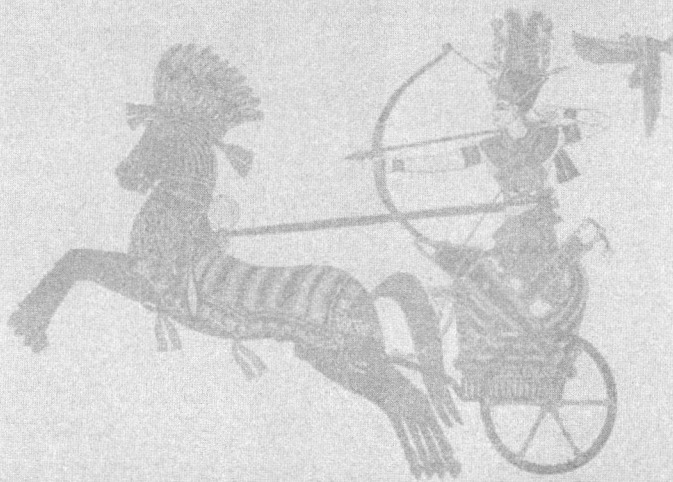

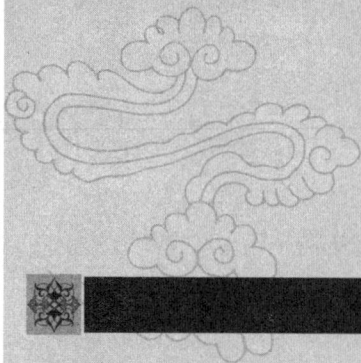

兽医学成熟

　　我国的畜牧业发展到唐代，已非常兴盛，特别是官府经营的养马业，其规模在当时的世界上是罕见的。首先，表现在相马理论的提出，包括"由外以知内"和"由粗及精"，前者反映了马的外部特征和内部脏器之间的关系，后者则强调了相马的要领技术；其次，完备的马籍制和马印制出现，马籍制主要是为了登记马种的优劣，其中将良马称为左，驽马称为右，马印制则是在相马理论及马籍制的基础上，根据马的不同等级，在身上打上

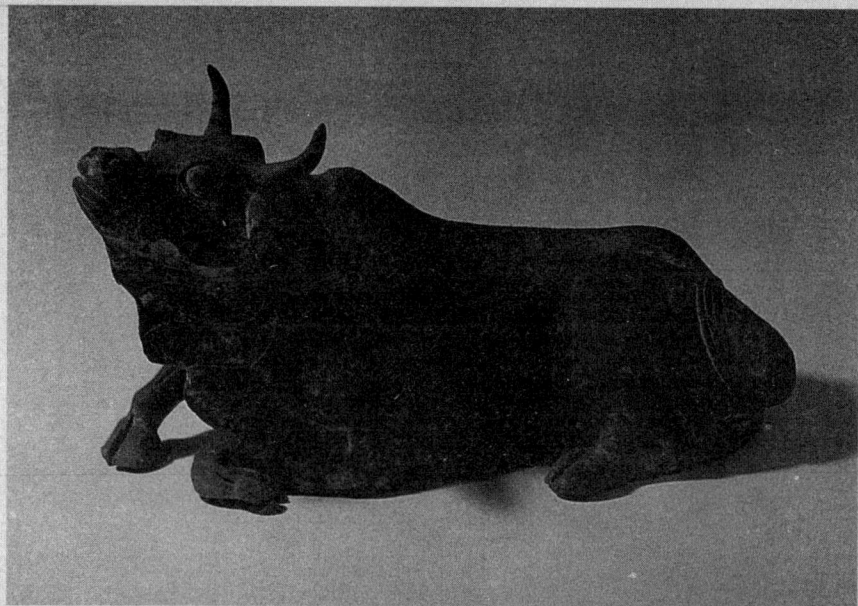

唐代灰陶质粉彩卧牛

相关的烙印，以示区别；再则，在牲畜后代繁殖方面，规定了种马的标准，"戎马八尺，田马七尺，驽马六尺"，并主张从大宛、波斯等国引入良种马，以改良内地马种，对现今的养马业仍有较大影响。

在畜牧技术的基础上，唐代又发展了较先进的兽医学。

首先，是创建了兽医教育。唐王朝在中央政府和监苑牧场中分别设有行政的畜牧兽医官员和专职兽医师。民间的兽医更多，他们除做兽病防治工作外，还兼任畜养技术的指导。兽医的培养，民间是父子、师徒相传，政府则大太仆寺设立了兽医教育机构，《旧唐书·职官三》记载："太仆寺设兽医博士四人，学生百人"，这可以说是世界上最早的兽医学校。在太仆寺一些兽医博士写的教材的基础上，唐宗室司马李石负责编撰了兽医学专著《司牧安骥集·骨名图》，这是我国现存最古老的一部兽医学专著。其出现表明我国畜体解剖学在唐代已经形成。畜体解剖学是从事针灸和外科治疗家畜疾病的基础科学。

针灸治病要取得理想的疗效，首先决定于选取的穴位是否准确，穴位选正确后，则针刺手法和针尖所到的部位就成为关键，而这都得依靠骨骼来定位。唐代人已从针刺的"得气"上认识到骨节与神经之间位置上的关系。

针灸学在唐代取得了引人注目的成就，如对针灸穴位的位置和治疗范围已有较深刻的临床实践认识；提出"看病浅深、补泻相应"的治疗原则和针刺手法；讲究针具和适应症，指出针灸时的放血原则。另外，烙画法治病在此时期也已发展到一个较高阶段，能根据部位和所患的病症，选用各种形状的烙铁进行烙治。这些都说明兽医在以上列举的治疗方式范围中，技术已趋成熟。

外科学取得的进步更为显著，当时已总结出16种蹄病的病因、病机、病变、症状和治疗方法，如"焊药疗法"和"冷敷理疗法"不仅在过去是先进的，在今天也值得进一步研究和发扬。

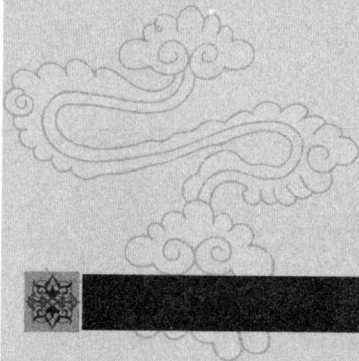

外丹道盛极

　　唐代，在帝王与贵族的倡导下，变化黄白、飞炼金丹之术颇为流行，是中国道教史上外丹道最盛极的时期，被称为道教外丹的"黄金时代"。

　　烧炼金丹，在统治者以及一些贵族士人是为长生，永做富贵神仙，对道士来讲，有的为实现信仰，证成真道，有的则利用求丹者的迷信贪欲，借以换得尊荣，骗取钱财，武则天乞求一道士"九转之余，希遗一丸之药"；唐玄宗"100年服药物"（指金丹），宪宗、穆宗、武宗、宣宗等都服用金丹；大诗人李白，青年时代迷于求仙访道，采药炼丹，曾通过极其烦难的入道仪式，成为一名道士。

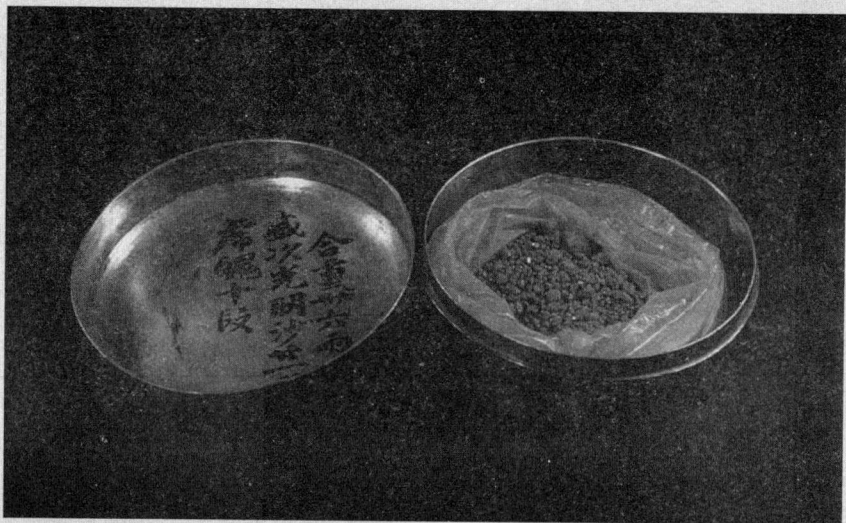

光明砂。西安何家村出土唐代服食炼丹药材。

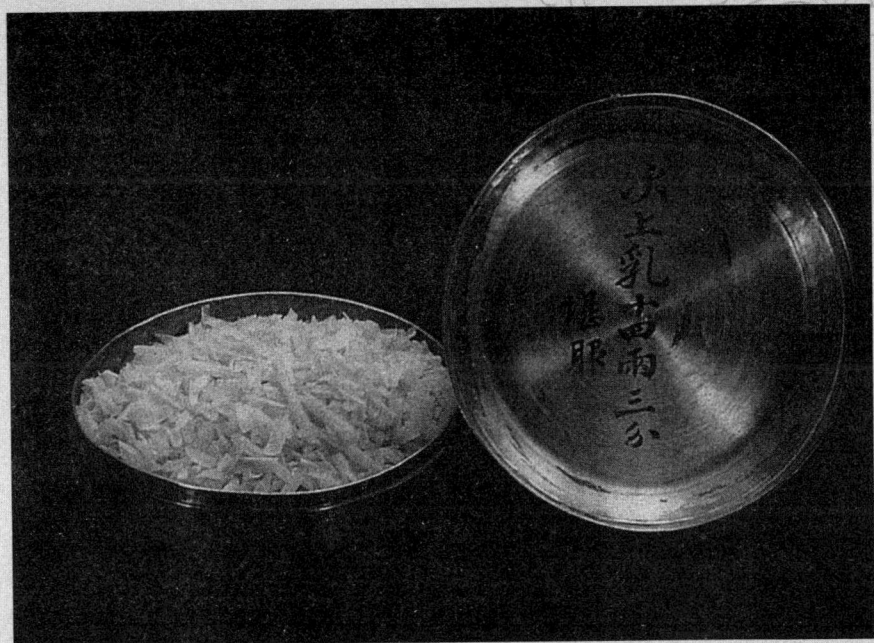

次上乳。西安何家村出土唐代服食炼丹药材。

　　唐代外丹道的兴盛发达，其一表现为丹道理论的发展。此时，由"夺天地造化之功，盗四时生成之务"的丹道思想发挥出自然还丹说、用药相类说、火候直符说等炼丹学说。自然还丹说认为，上仙服用的药丹，是天火所赐，自然而成的，人可铸炉鼎以仿宇宙，鼎三足以应三才，上下二合以应二仪，足高四寸以应四时，炭分二十四斤以应二十四气，水火相交以象阴阳交感，这样便可浓缩地再现自然成丹过程而炼就金丹。用药相类说信奉阴阳和合变化顺宜的相类观念。有时还采用中医"君臣佐使"的理论，如以水银为君，硫黄为臣来配药。火候直符说则强调火候的掌握要符合阴阳消长的自然之道。据太阳的运行规律，一月内分六候，一年十二月通于十二消息卦，炼丹时应照天时或用文火，或用武火，或进阳火，或退阴符。

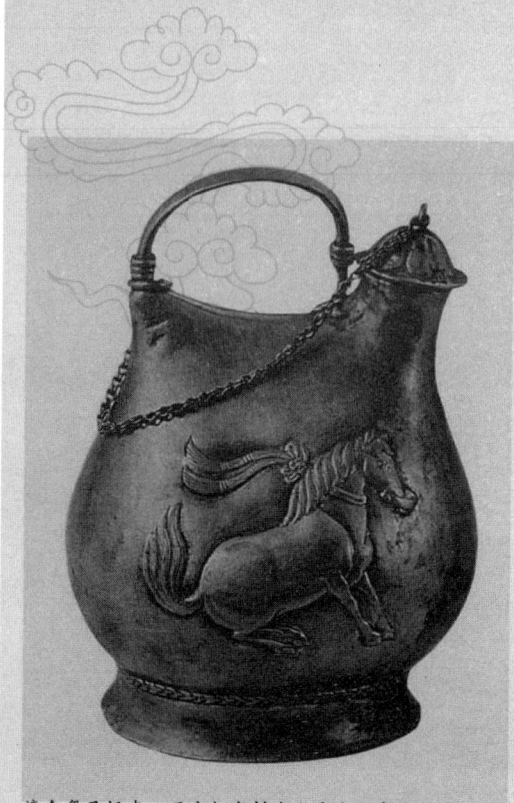

鎏金舞马银壶。西安何家村出土唐代服食炼丹器具。

其二，表现为炼丹流派众多，由于炼丹用药的理论方式不同，唐代外丹道分成许多流派，其中金砂派、铅汞派、硫汞派较为重要，金砂派重视黄金（多为类似黄金的金属化合物）和丹砂，借黄金以自坚固，借丹砂以成变化。它上承葛洪，代表人物有孙思邈、孟诜等。铅汞派"只论铅汞之妙，龙虎之真"，而排解其他杂药，代表人物有郭虚舟、孟要甫、

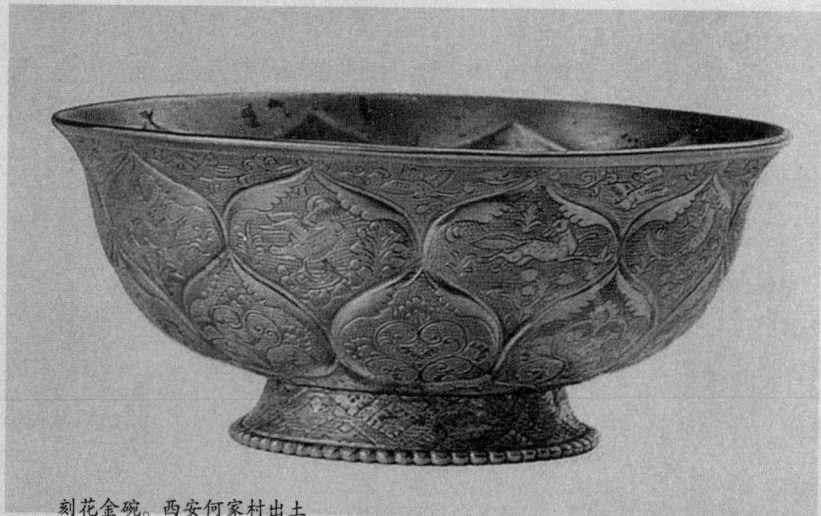

刻花金碗。西安何家村出土唐代服食炼丹器具。

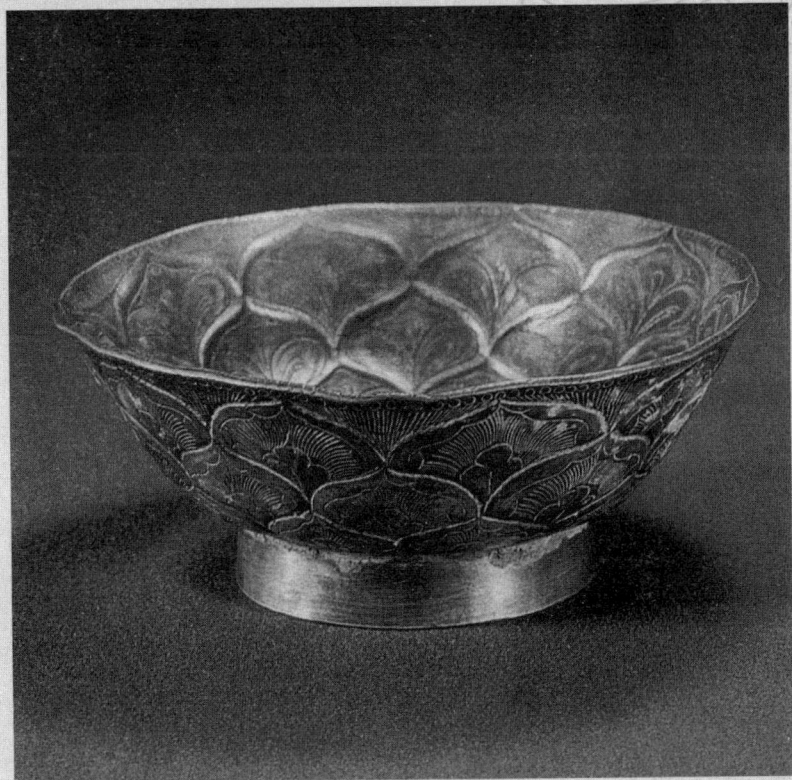

刻花银碗。陕西耀县背阴村唐窖藏出土皇家服食炼丹器具。

刘知古、柳泌等人。硫汞派则主用硫黄和水银合炼，认为"硫黄是太阳之精，水银是太阴（月亮）之精，一阴一阳合为天地"。唐后期炼丹逐渐增加了动植物用药，减少了矿物用药，因矿物往往合炼成有毒物质，杂质又不易清除，危害人体。

其三，表现为用药范围逐次扩大，种类日渐繁多。《太古上总经》中有五金四黄八石之说，成书于唐的《真元妙道要略》还有铅、石英、云母、赭石等；梅彪著的《石药尔雅》竟收有炼丹药名 150 多种。此外，炼丹经

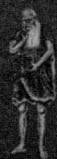

书之多，炼丹方法之精，器物设备之新，社会影响之大诸方面，唐代的外丹道都是空前绝后的。

炼长生药的丹砂，在火化后，便离析出硫黄而剩下水银，人吃了金丹，就会中毒死亡。纵使少数人服丹后会病愈或身健，也不能长生，而大多数仅是速死，唐初统治阶级中的一些人，对道家长生术的荒诞无稽已有所认识。当时编纂的《隋书》曾说："金丹玉液，长生之事，历代縻

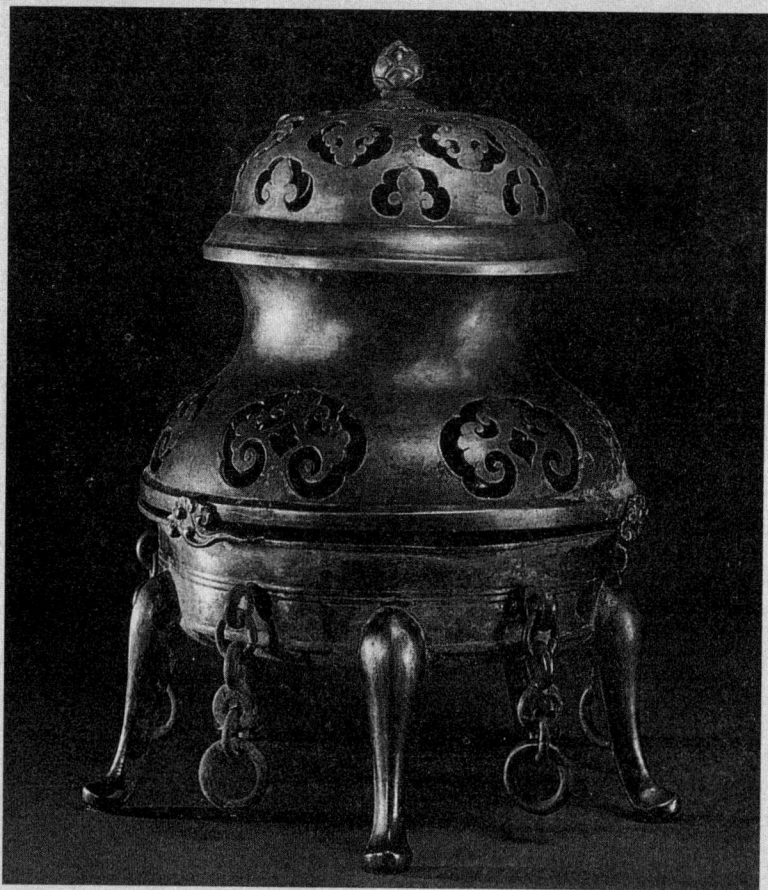

唐三层五足银薰炉

费，不可胜纪，竟无效焉。"但统治者仍迷醉不醒。唐太宗服丹药中毒而死；唐宪宗不顾臣下激切谏阻，服道士柳泌炼的"金丹"丧生；唐穆宗为此杀了柳泌，指责他"人神所共弃"，自己却也吃金丹而死；大肆灭佛的武宗对佛教的"坏法害人"看得清楚，却被道教迷了心窍，最后食道士杜元阳炼的"仙药"，生疮脱发暴死；一度标榜不再受道徒迷惑的宣宗，诛戮了赵归真，却又恭迎别的道士进宫，最终也被金丹仙药致死。另有不少达官贵人也因服食丹药中毒致死，在这种严酷的事实面前，怀疑和否定外丹的思潮遍布朝野，有识之士纷起抨击，炼丹道士往往因骗术败露而被诛贬逐。此外一些方术相士，借外丹之名，烧炼假金银，骗取钱财，也损害了外丹术的声誉。外丹道终于在唐末五代走向衰落。

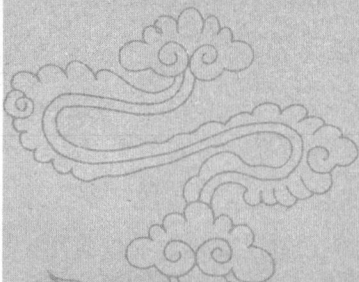

炼丹家发现火药三成分

中国炼丹家在长期的炼丹实践中逐渐发现掌握了火药的性能，在唐代已发现火药三成分。

隋末唐初医学家、炼丹家孙思邈（581 ~ 682），史称药王。选录入《诸家神品丹法》的《孙真人丹经》，相传是孙思邈所撰，记载有多种"伏火"之法。其中有"伏火硫黄法"，使用了硫黄和硝石。

唐宪宗元和三年（808），炼丹家清虚子在其所著《太上圣祖金丹秘诀》（后选入《铅汞甲庚至宝集成》卷二）"伏火矾法"中也记载有将硫黄伏火之法，这类伏火之法，原意是为了使硫黄改性，避免燃烧爆炸。但同时他们认识到，上述丹方中含有硝石、硫黄和"烧令存性"（即碳化）的皂角子或马兜铃粉，三者混合具有燃烧爆炸的性能，从而发明了原始火药。炼丹家正是通过他们的长期实践，才发现硝石、硫黄和木炭等混合物的爆炸性能，因此，至迟在808年以前，含硝、硫、炭三成分的火药已经在中国诞生。

在中唐以后成书的《真元妙道要略》中，更有明确的记载："有以硫黄、雄黄合硝石并蜜烧之，焰起烧手、面及烬屋舍者。""硝石宜佐诸药，多则败药，生者不可合三黄等烧，立见祸事。凡硝石伏火了，赤炭火上试，成油入火不动者即伏矣。……不伏者才入炭上，即便成焰。"三黄是指硫黄、雄黄和雌黄。原始火药也由此而逐渐进入军事应用的新阶段。

王焘整理医学文献

唐天宝十一年（752），王焘编成《外台秘要》这一重要的医学巨著。王焘（670～755），唐代郿（今陕西眉县）人，自幼喜好医学，常与名医探讨医理和医术，从中受益非浅。他认为，虽然医学发展到他那个时代有了许多新的内容，但医家们对病因理论和医方的联系研究却不够，导致理论与经验脱节。为改变这种状况，他在掌管弘文馆（国家图书馆）的20多年时间里，认真研读了许多民间罕见的文献资料、医药书籍，去芜存精，遂条鉴别摘录，再经10余年的补充整理，才编成此书。

《外台秘要》共40卷，分别论述了内科病、五官病、瘿瘤、瘰疬、痈疽等病，二阴病，中恶、金疮、恶疾、大风等病，丸散等成方，妇人病，小儿病，乳石，明堂灸注以及虫兽伤和畜疾。全书分为1104门，每门以下，首先引述巢元方《诸病源候论》或其他名家对病因病理的认识，接着则列举诸家医方和方论。这种先论后方的方法，使医学基本理论、病证表现和治疗方药、方法紧密联系起来，很便于学习和应用。

《外台秘要》中所引录的每条资料，都注明了所出书名及卷数，如果同一方论见于多种医书，也都逐一详列异同，有的还注明作者自己的校勘意见，这一突出特点反映了王焘严谨的科学态度和整理文献的出众才能。王焘是中国历史上整理医学文献详注引书篇卷的第一人，不仅为后世提供了极为宝贵丰富的资料，还创立了整理文献的科学方法。书中共引录古代医学文献 69 家，反映了晋唐年间许多已佚方书的基本内容，如早已散佚的陶弘景、范汪、陈延之、深师、崔氏、许仁则、张文仲等各名家的医方，都较多地收入《外台秘要》中。此外，书中还记载保留了古人的许多发明、创见和宝贵经验，如《肘后方》、《删繁方》等书记载的用竹片夹裹骨折部位的骨折固定法等。王焘在文献整理方面取得了重大成就，但他不是专业医生，所以《外台秘要》中少有独到的论述。

太医署建立并发展

隋唐时代的卫生组织和医事管理制度，比前代有了进一步发展。两朝设立的太医署，是全国最高的医学管理机构，其他如尚药局、药藏局等宫廷卫生组织也建立起来，对医学发展起到了一定的积极作用。

隋代的太医署设有太医令、丞及医监、医正等行政领导和管理官员，业务人员有医师、主药、药园师、医博士、助教、按摩博士和祝禁博士等。医师负责教育和训练学生以及从事医疗工作，并以医疗成绩作为考核的内容；药园师和主药主要负责药物的种植、采收、炮制、贮存；各科博士、助教则主要负责本专业的教学工作。唐代太医署沿用隋朝的制度，兼有医学教育和医疗双重任务。太医署的教学分为医学和药学两大部分，医学部分又分医、针、按摩、咒禁4个科系，每个科系都有专门博士和教授学生，并有助教、医师、医正辅助教学。药学部分有主药、药园师、药童及府、史等，负责教学和日常工作。太医署师生员工达300多人。

太医署的学生首先学习《黄帝内经素问》《神农本草经》《针灸甲乙经》《脉经》等公共基础课，然后再分科学习各自的专业课程。医学部分的4个科系分为5个专业，有学生40人。如"体疗"专业学习内科，学制7年；"角法"专业学习拔火罐及外治法，学制3年；针科学生20人，专门学习经脉腧穴理论和针灸治疗技术。

太医署考试制度非常严格，仿照国子监实行的科举制进行入学考试。入学后，每月由博士主持月考，每季由太医令、丞主持季考，年考由太常寺派监考官主持，毕业时有笔试和临床两种形式的考试。不及格的可留级继续学习，但若两年仍不能通过毕业考，则予以除名。毕业生按成绩优劣被授予医师、医正、医工、医人 4 种职称，分配到尚药局、太医署或到外地工作。

太医署还在京师设有数百亩良田的药园，作为学习药物栽培和识别药物的教学基地。药园通过考试录取的 16 ～ 20 岁的平民子弟为药园生，他们主要学习药物产地、性状、种类、栽培、采集、贮存、炮炙以及配伍宜忌等知识，毕业后可分到尚药局，也可留太医署作药园师，或到外地负责为皇室调配地道药材。

隋唐两代的太医署兼有医学教育机构和医疗单位的双重责任。其医务人员除在京城开展正常的医疗活动外，还经常奉命前往他处送医送药，为解除百姓的疾苦作出了一定的贡献。

《理伤续断方》奠基骨伤学

《理伤续断方》是唐代蔺道人所著的骨伤科专著。

蔺道人（约790～850），长安出家人。会昌五年（845），唐武宗诏令佛道僧尼26万余人还俗从事农业生产后，他隐居在江西宜春钟村，将

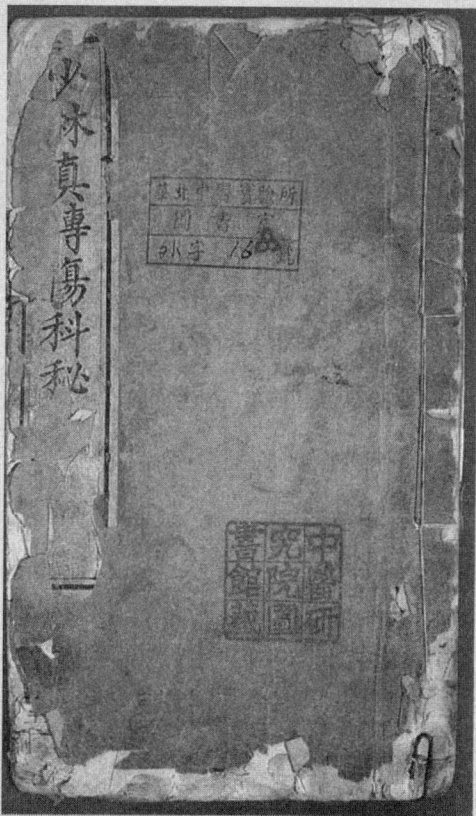

《少林真传伤科秘方》书影

所写的《理伤续断方》传给蔺曳后又隐居他处，被人传为仙者，所以《理伤续断方》也有《仙授理伤续断秘方》之称。该书是我国现存最早的骨伤科专著，对前人的成就和他本人的经验作了较全面的总结，强调骨折的整复、固定、活动、及内外用药的治疗原则，记载了骨折脱位的多种整复方法、全身麻醉药方和内服外用的治疗方剂，是中国骨伤科学的奠基之作，对后世骨伤科学的发展产生了巨大影响，至今仍有一定的指导和借鉴作用。

《理伤续断方》由"医治整理补接次第口诀""方论""又治伤损方论"三部分构成。第一部分有条文43段，全书载方名46首，实有方剂45首，共用药物160多种。

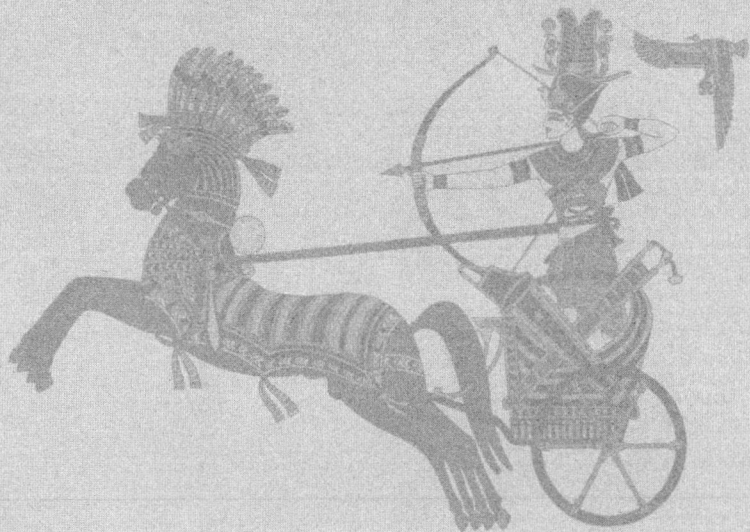

宋政府官修本草

　　《新修本草》是唐时政府颁行的第一部国家药典，历经300余年的辗转传抄，至宋时，其内容已有不少错漏之处，再加上药物新的功用及新药物的陆续发现，《新修本草》已远不能适应社会对药物上的需要，所以亟待整理和修订。

　　宋开宝六年（973），宋太祖诏尚药奉御刘翰、御医马志、翰林

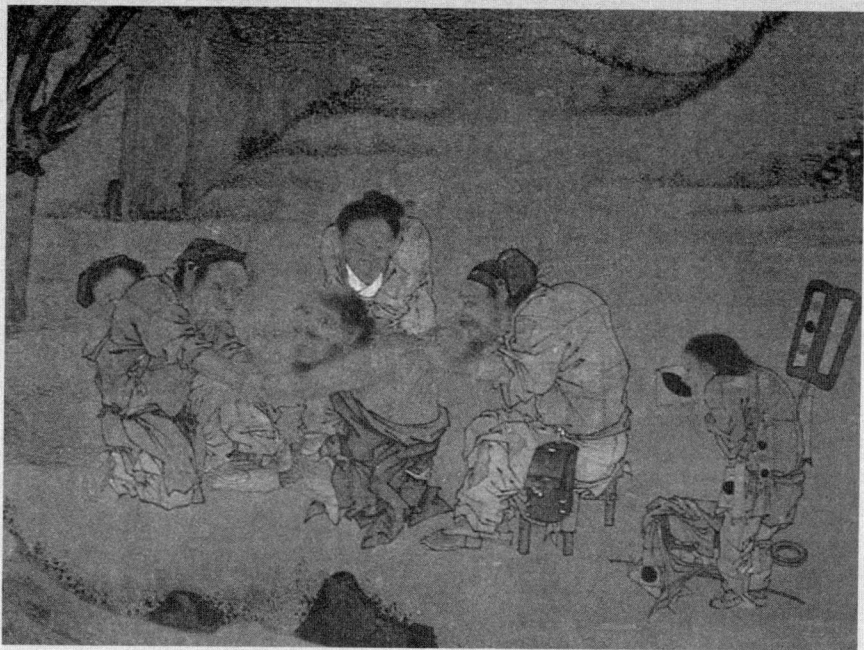

《灸艾图》，李唐画。描绘一乡间医生为病人施行艾灸的情景。

医官张素、翟煦、王从蕴、吴复圭、王光祐、陈昭遇、安自良等九人，修订《新修本草》，后编成《开宝新详定本草》一书，除纠正错误、增写注文之外，还在该书中增收了一部分新药，如使君子、威灵仙、何首乌等常用药物。

《开宝新详定本草》印行后，发现仍有部分不妥之处，于是开宝七年（974年），宋政府又命王光祐、李昉、扈蒙等重加修订，对某些归类不当的药物加以调整，再次增收一些新药，成书21卷，名为《开宝本草》。《开宝本草》比《新修本草》新增药物139种。

宋时除官修药典外，还有一些私撰本草并行于世，其中许多经验和知识为官修药典所不备，很有实用价值。因此，嘉祐二年（1057），宋仁宗又命掌禹锡、张洞、苏颂、秦宗古、朱有章等人，增修《开宝本草》。在《开宝本草》的基础上，附以《蜀本草》、《本草拾遗》、《日华子本草》、《药性论》等各家之说，又选录其它医药著作及经史诸书中有关药物的知识，于嘉祐五年（1060），编成《嘉祐补注本草》，简称《嘉祐本草》。《嘉祐本草》比《开宝本草》新增药物近百种。

唐宋流行的本草药书，药草和药图相辅而行，共同表达药物形态及效用。但当时的药图多为手绘，长期传抄，以致原貌难辨，品类混杂。太常博士苏颂对本草素有研究，深感图经混乱，不宜适用，遂上奏朝廷，建议对本草图经进行重新整订。朝廷接受了苏颂的建议，并于嘉祐三年（1058），下令各州郡，将所产各种植物、动物、矿物等地道药物，制成标本，并绘制成图，注明

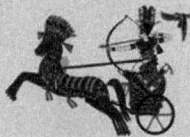

生长情况、采集季节、效用功用等，呈送京师；进口药材则命令关税机关及商人辨清来源，说明出处，并选送样品到京，以供绘图之用。这是中国历史上规模最大的一次药物普查，也是世界药学史上的创举。苏颂等人奉诏对来自全国各地的药物标本、药图及文字说明，加以研究、整理，编成《图经本草》21 卷，共有药图 933 幅之多，与《嘉祐本草》同时刊行，这是第一部刻板印刷的药物图谱。

在《嘉祐本草》的基础上，宋人唐慎微又撰成《证类本草》，增收药物 600 多种，将药物分为玉石、草、木、人、兽、禽、虫、鱼、果、米谷、菜、有名未用、图经外草类、图经外木蔓类共 13 类。本书附载方剂很多，增加方论 1000 多条，各药之后共附古今单方 3000 多首。在一段时间里，《证类本草》取代了国家药典的地位。大观二年（1108），宋徽宗命医官艾晟对《证类本草》进行修订，编成《大观本草》，后在政和六年（1116）和绍兴二十九年（1159）又进行修订成《政和本草》和《绍兴本草》。《证类本草》在《本草纲目》问世之前，一直是研究本草学的范本，在本草史上具有重要地位。

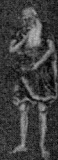

宋诏求医书医方

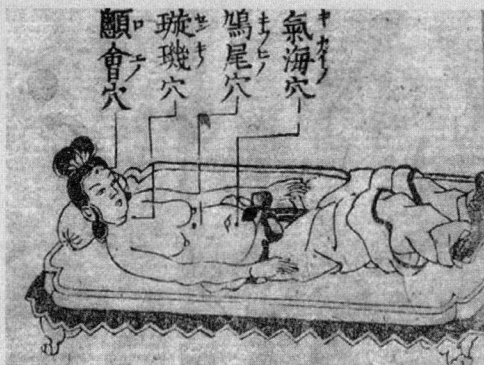

北宋《黄帝明堂灸经》的一幅灸法穴位图，标明气海、鸠尾、璇玑、总会穴位。

北宋太平兴国年间，为振兴传统医学，朝廷广为搜集医书医方。六年（981），宋太宗下诏，令全国各地无论达官显贵还是平民百姓，家中藏有的医书一律送官，视送交卷数多少赏赐钱帛，送交二百卷以上的另加官职，已有官职的升官加俸。

诏令一出，士民踊跃，盛况空前，宋太宗也依诏行事。徐州百姓张成象献出大量医书，一夜之间由一介布衣跃升为翰林学士，举国震惊。从此献书者更多，许多毁于战火中的珍贵医学资料都从民间发掘出来，甚至一些早已认为失传的医书也被发现。

宋太宗诏求医书医方，对保留和发扬传统医学资料起到了积极作用。

宋设立翰林医官院和太医局

　　宋代的医学在唐代的基础上有了进一步的发展，医疗管理制度和医学教育机构也进一步完善。

　　淳化三年（992），北宋政府设置翰林医官院，成为掌管医药卫生政令，负责为皇帝及其眷属治病的医药机构。作为翰林院四局（天文、书艺、图画、医官）之一的医官院（局），每天都要出一名"近上医官"值班，总领诸科医官以备应奉。政府对医官的选拔和考核是相当严格的。医官一般是 40 岁以上有经验的医生，经过各科专业考试合格后才能任用，而且录用后还要对医官定期考核，一旦发现成绩较差，则会被罢黜。如乾德元年（963），宋太祖赵匡胤命太常寺考核翰林医官，一次罢黜医术不精者 22人之多，北宋这种严格的录用和考核制度，对提高当时医官的业务水平具有重要意义。北宋政府之所以要这样做，有着它特殊的原因，因为翰林医官除了对皇室负责医疗保健外，还常常要奉旨为大臣看病，或被派往军队、

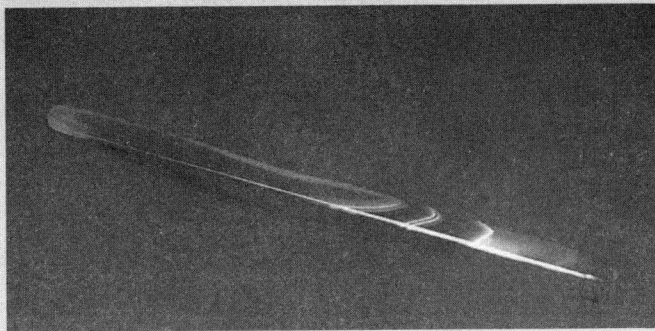

宋代外科手术刀——玛瑙刀

学校、少数民族地区甚至邻国担任医疗任务。从某种程度上讲，翰林医官代表着国家医疗界的最高水平。庆历四年（1044），北宋调往湖南的军队，正值炎热夏季，湿潮酷暑，使士兵多发疫病，当地医官又无能为力，宋仁宗就诏令医官院速派员前往诊视。嘉祐五年（1060），京城汴梁发生大疫病，贫民患者有许多为庸医误诊而死，宋仁宗就命翰林医官挑选名医出局赴救。

为了给国家培养更多的良医，以满足社会的需要，宋仁宗采纳范仲俺的建议，于庆历四年（1044），在太常寺设立术医局，作为专门的医学教育机构，由著名医家孙用和、赵从古等讲授医学。当时所讲授的课目有《素问》、《难经》、《诸病源候论》、《千金要方》、《补注本草》等公共课程，同时根据学生选学专业的不同，还要选修《伤寒论》、《针灸甲乙经》、《脉经》、《龙大论》、《千金翼方》等等。

太医局建立后，前往求学的人很多。嘉祐五年（1060），规定太医局最多不得超过120人。而且由于名额有限，招生条件也比较严格，考生必须在15岁以上，先到太常寺报告本人家世及履历，由召命官、使臣、翰林医官或医学一员做保证人，先旁听一年，经考试合格后，方才由太常寺发牒，成为太医局的正式学员。

元丰改制后，太医局隶属太常礼部。当时太医局员额增至300名。其中，大方脉科120人，风科80人，小方脉科20人，疮肿兼折伤20人，产科10人，眼科20人，口齿兼咽喉10人，针灸10人，金疮兼书禁10人。

王安石变法后，"三舍法"引入医学教育，太医局的学生分成外舍200人，内舍60人，上舍40人。每月一次私考，每年一次公考，根据成绩，学员在三舍升降。太医局除强调医学理论外，还注重学生的实践能力。令他们轮流为太学、律学、武学的学生和各营兵士治病，以提高他们的实际医疗技术水平。北宋末年，政府明令：医学和太学律学、武学并列同等地位，不再为士人所耻，这就满足了医学生与儒生平等的心理愿望，对吸引儒者习医，提高医生队伍的文化素质，起到了积极作用。

宋仁宗诏校医书

宋仁宗曾对执政大臣说：如果世上没有良医，夭折的人就会大量增加。宰相张知自回答说：古代医书虽然有不少遗留下来，但错误百出，而且学医的人也未必能见到全部的医书，因而无法校对医书中的错误。为此，天圣五年（1027）四月，宋仁宗命医官校定《黄帝内经》、《素问》及《难经》、《病源》等医书，由馆阁官员负责校定。其后又命令国子监刊印这些医学书籍，向全国各地颁布，宋仁宗还专门要翰林学士宋绶撰写了《病源序》一文。

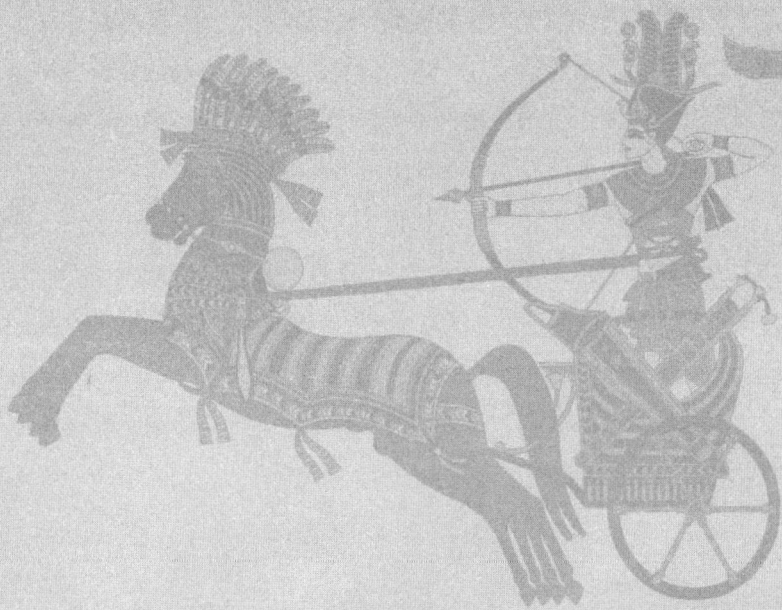

宋设立校正医书局

北宋嘉祐二年 (1057)，政府设立"校正医书局"，专门校勘、整理医学文献，这一机构堪称世界上最早的国家卫生出版局。

开宝四年 (971)，皇帝发布"访医术优长者诏"，以募集医学高手。太平兴国六年 (981)，发布"访求医书诏"，大量收集方剂医书。天圣四年 (1026)，朝廷又下令全国再次征集医药书籍，并令医学家在国家图书馆内进行整理。晁公悫、王举正等人校正了《素问》、《难经》、《诸病源候论》中的一些错误。景祐二年 (1035)，宋仁宗又命精通医学的官员丁度校正《素问》。皇祐三年 (1051)，南方瘴疠流生，民不聊生，医书奇缺，于是政府颁行《太平圣惠方》，并令殿中丞校勘医书官孙兆校订《外台秘要方》。

校正医书局正是适应这一需要而设立的。医书局的负责官员多是从馆阁和翰林医官院中挑选。比如著名医学家掌禹锡、林亿、高保衡、孙奇、孙兆、秦宗古、苏颂等人均在校正医书局任过职。

校正医书局成立后，先后校正了《素问》、《伤寒论》、《针灸甲乙经》、《脉经》、《诸病源候论》、《备急千金要方》、《千金翼方》、《外台秘要》、《嘉祐本草》、《图经本草》等重要医学著作。据说仅《素问》一书，就改正谬误 6000 余字。

北宋政府及校正医书局对医书的整理、刊行和传播，发挥了十分重要的作用。

张紫阳精研内丹

北宋道士张紫阳 (984~1082)，原名伯端，字平叔，天台 (今属浙江) 人。精读三教典籍，通晓刑法、书算、医卜、战阵、天文、地理、吉凶死生之术。曾为府吏，后因触律被遣戍岭南。治平年间，龙图阁学士陆诜镇守桂林，把他引置帐下。熙宁二年 (1069)，他自桂林赴成都。传说遇到真人传授了金丹药物火候的秘诀 (一说"遇青城丈人，得金液还丹之妙道"；一说"遇刘海蟾，授以金液还丹之诀")，于是改名为用成 (诚)，号紫阳山人。熙宁八年作《悟真篇》，宣传内丹修炼和"三教合一"思想，对道教影响很大。南宋以后，张紫阳被奉为南宗祖师，列南五祖之首，称紫阳真人。

张紫阳著的《悟真篇》是内丹修炼的主要道教论著之一。与《参同契》齐名。他认为道、儒、释"教虽分三，道乃归一"，主张以道教修炼性命之说来撮合三教。该书把修命视为金丹修炼的重点。以诗、词、曲等体裁阐述内丹理论，提倡修炼内丹是修仙的唯一途径，而摈弃行气、导引、辟谷、房中术等方术。在修炼方法上，他强调寻真药、辨鼎器、明火候。所谓真药，不是外丹所用的三黄 (雄黄、雌黄、硫黄)、四神 (石、砂、铅、银)及草木药之类，而是"真种子"，即人身的精、气、神，又称"上药三品"或"三宝"。三宝经三步修炼才能成金丹：第一步是炼精化气，使精气结合而化成气，称为真铅或坎；第二步是炼气化神，即将元与神 (为汞或离)合而炼成金丹；第三步炼神返虚，即通过修性，达到虚寂无为，与天地合，与宇宙同体的境界。这种由三变一的过程，称为《老子》"道生一，一生二，二生三，三生万物"的逆行，是老子之道的具体运用。

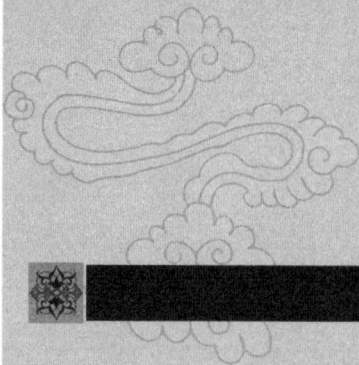

宋设置医学

　　熙宁九年 (1076) 宋神宗下令提高太医局的地位 (原隶属于太常寺)，专门委任知制诰熊本出任提举太医局，大理寺丞单骧管勾大医局。与此同时，设置医学，生员总额三百人，教师由翰林医官或医学中的高材生充任，分方脉、针、疡三科教授学生，每科设教授一员。《素问》、《难经》、《脉经》为方脉科的主要教材，谓之"大经"，另外还要学习《诸病源候总论》等，称之为"小经"，学习针科、疡科的学生则可以不学《脉经》，另学三部针灸经。医学学生在学习书本知识的同时，还必须轮流为太学、律学、武学学生和各军营将士治疗疾病，作为临床实验的考核。为了检查学生的学习效果，学校统一发给学生一些表格，由患者填写自己疾病症状和治疗效果，用这些材料作为考核的凭据。

宋设立熟药所

　　北宋末年，为了增加财政收入，打击投机商人，政府在京城及全国较大城市设市易务，由政府拨款作本，统购统销，平衡物价，加强市场管理。医药是一项与民众戚戚相关的大行业，因此，它和盐、铁、茶、酒等商品一样被列入国家重点专卖商品。

　　熙宁九年（1076），宋神宗下令将市易务的卖药所与原有的熟药库、合药所合并，在太医局成立"熟药所"，用以制造并出售成药，这是中国

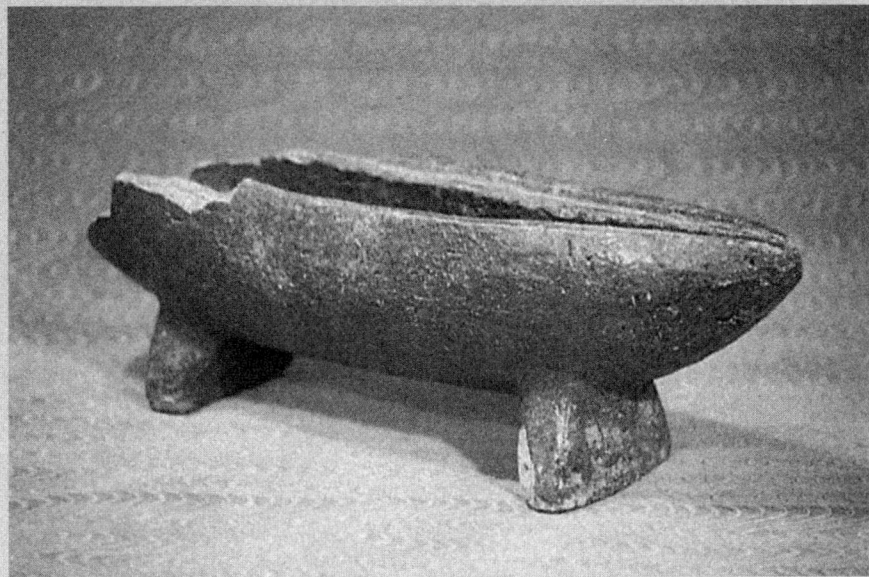

宋代药用工具陶碾槽

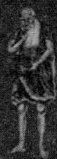

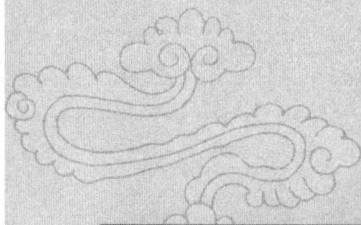

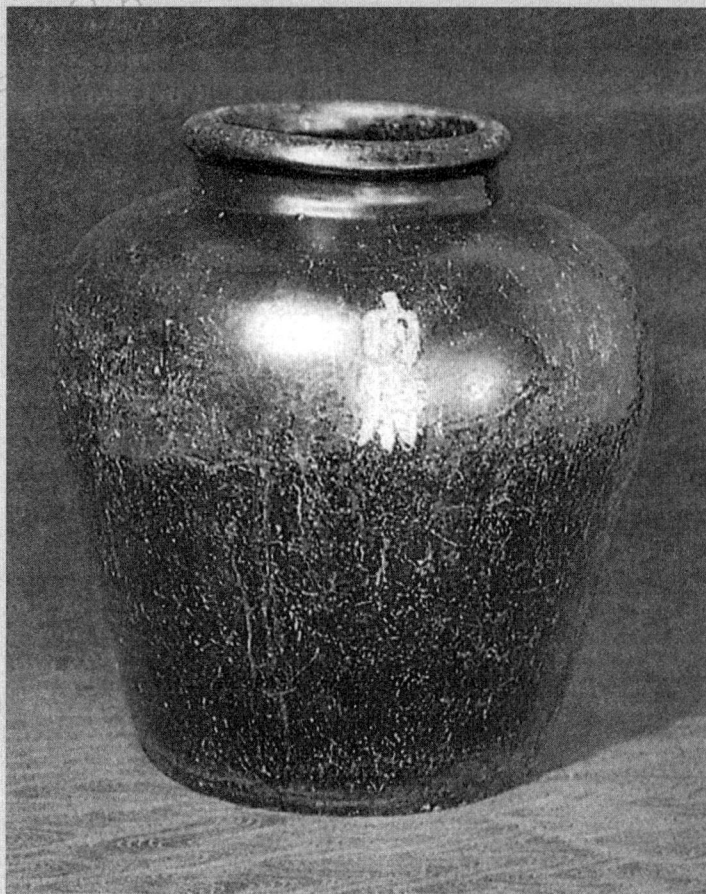

宋内府储存药物的药罐

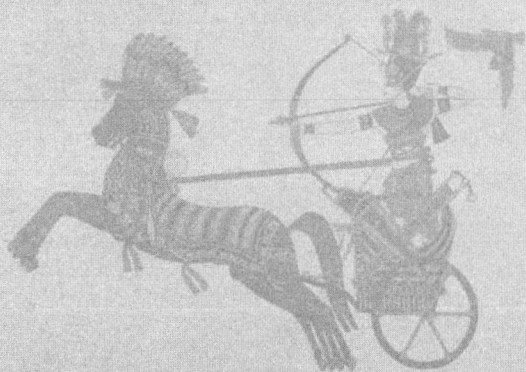

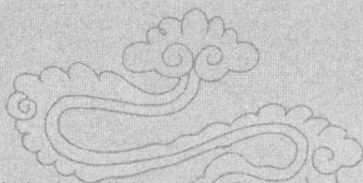

乃至世界上最早出现的国家医药管理局。

熟药所成立后，在内部制定了一系列规章制度，药物的制造和出售，有专人监督。北宋政府在太府寺设一官员，专门监察熟药所的工作。

生药的购买由户部负责，以确保收购生药的质量。由于熟药所制造成药的配方都是经太医局试用有效的方剂，再加上官方垄断，因此熟药所的经济效益日益提高，其规模也日益扩大。当时，熟药所每年可得利润40万缗，成为国家财政收入的一项重要来源。宋徽宗崇宁二年（1103），卖药和制药分离，卖药机构称为"卖药所"，制药机构称"修合药所"，当时京城已有卖药所5处，修合药所2处。同时，北宋政府还采纳吏部尚书何执中的意见，在全国各地都建立熟药所，作为中央与地方医药中转机构。熟药所除日常卖药、向地方批发和交换药品外，在疾病流行时，还向民间免费提供药品。北宋政府每年冬夏都以皇帝名义给大臣和边关守将颁赐预防疾病的腊药和暑药，这些药品都由熟药所提供。绍兴六年(1136)，在太医局设东、南、西、北四熟药所，保证昼夜轮流值班售药，如遇夜间有急症患者购药不得或不当，值班者当"从杖一百科罪"。

加强医药管理，增加政府财税收入，是宋政府设立熟药所，专利出售丸散膏丹成药的主要目的，而客观上对统一成药规格、防止出售伪劣药品也发挥了重要作用，出售的许多成药确有较好的疗效，这对提高普通民众的疾病防治水平具有重要意义。

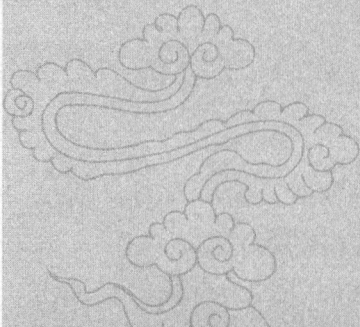

《养老奉亲书》注重老年医学

　　曾于北宋元丰年间(1018~1085)，任泰川通化(今属江苏)县令的陈直，曾广泛搜集老人"食治之方，医药之法，摄养之道"，编成老年养生学专著《养老奉亲书》(又称《奉亲养老书》、《寿亲养老书》)。

　　书1卷，分15篇，专门论述老人养生及防病治病的理论和方法，并描述了老年人的生理、心理和病理特点。陈直对食疗法很重视，认为老人"以食治疾胜于用药"，故广泛收集食治方，治疗老人常见的眼目耳病，五劳七伤，虚损羸瘦等多种病症，因此在所收四季通用和应时药方、食疗方、备急方231首中，食疗方就占182首。他还主张老人用药，只可用顺气、进食、补虚、中和或偏温平之药医治，取其"扶持"作用，而不宜用汗、吐、下之剂。他强调老人精神调摄和心情舒畅在保健方面的重要性，提醒老人在行住坐卧、宴处起居等方面谨慎小心。

　　《养老奉亲书》所述的各种老年养生方法，大多简便易行，切合实用，为老年养生、防病、治病提供了便利，至今仍有影响，但其中也掺杂有一些封建礼教的内容，须认真剔除。

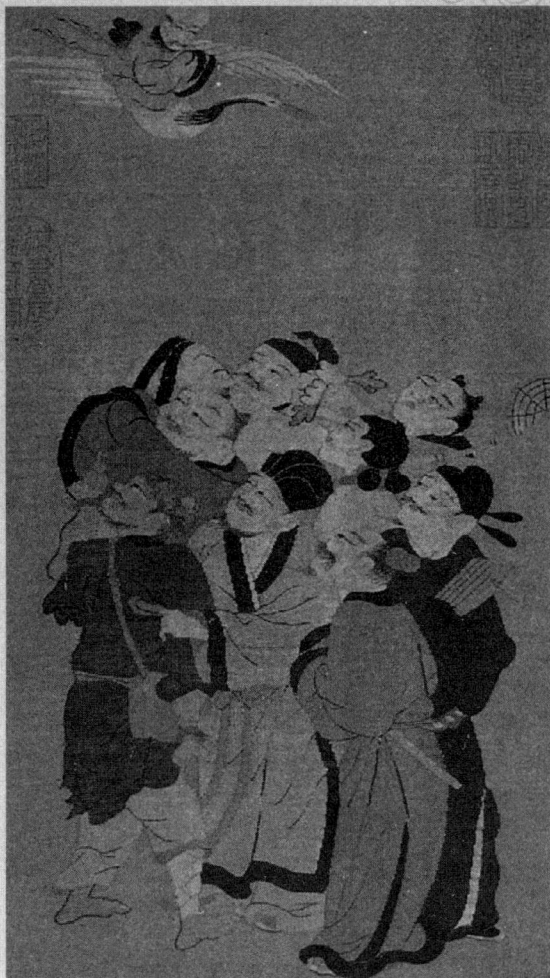

宋刻丝群仙拱寿图，表达祝愿长寿的心意。

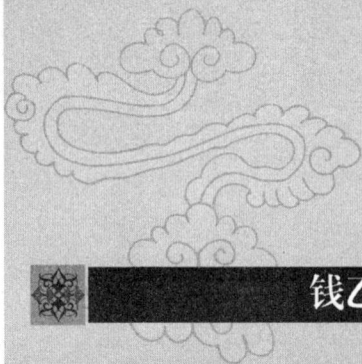

钱乙奠基中医儿科

1113年，宋医学家钱乙去世。

钱乙（1032~1113），字仲阳，郓州（今山东东平）人，北宋著名的儿科专家。他在儿科理论方面取得了重大成就，《钱氏小儿药证直诀》一书，成为中医儿科的奠基之作。

钱乙出身于医学世家，从小刻苦学医，精通本草诸书，用方不拘泥于古，大胆试验，采用新法，以擅治儿科疾病闻名。宋神宗元丰（1078~1085）中，因治愈长公主之女疾和皇子瘛疭，授翰林医学，擢太医丞。钱乙死后，1114年，其门人阎孝忠将他几十年来治疗儿科病的心得经验整理成《小儿药证直诀》（亦称《小儿药证真诀》、《钱氏小儿药证直诀》）。在这本被誉为"幼科之鼻祖"的著作中，全面论述了小儿的生理病理特点及临床证治，总结出"面上证"和"目两种望诊法"，通过审神小儿面部及目睛色泽来判断疾病，又用前人脏腑证候分类法，来辨治小儿病证。他依据小儿"脏腑柔弱"，"五脏六腑成而未全，全而未壮"的生理特点和患病"易虚易实，易寒易热"的病理特点，以及小儿难以主诉病情，脉诊又难以作凭据的特殊情况，在治疗上以"柔润"为法则，力戒"痛击"、"大下和蛮补"，做肾脾方面的调养。他用"导赤散"治疗小儿心热，用"六味地黄丸"治肾虚，用"异功散"治消化不良等，这些都是佳效良方，至今仍为后人所常用。

《小儿药症直诀》是钱乙一生的医术总结，此书理论联系实际，突出脏腑辩证思想，堪称中医儿科学的奠基之作。

张元素创脏腑辨证说

《黄帝内经》、《中藏经》，孙思邈的医学著作，都包含了脏腑辨证的思想，北宋著名医学家钱乙对此有所总结，开创了脏腑辨证的理论先河。在此基础上，张元素结合自己的临床经验和体会，对疾病的脏腑辨证方法作了系统的理论概括，从生理、脉、证、预后、治疗五个方面讨论了脏腑病机和证治。形成了脏腑辨证说的理论体系，成为易水学派的开创者。

张元素，字洁古，生卒年不详，是与刘完素同时而稍年幼的著名医学家。几乎30岁时，他才开始攻读医学，经过数十年的刻苦钻研，学术和临床经验有了丰富的积累。有一次，刘完素患"伤寒"，自己八天的诊治仍无好转，其门人请来张元素，最初，刘认为他是后学而面壁不顾，十分轻视，听完张元素对病因病机、用药之误的分析陈述之后，肃然起敬，自感不如，于是服了张的处方之药，一剂而愈，从此，张元素的名声大炽。

张元素的著述很多，但大都散佚，现仅存《医学启源》、《珍珠囊》、《脏腑标本虚实用药式》三书。《医学启源》3卷，为张元素为教授弟子而作，上卷论脏腑、经脉、病因、主治等，中卷为"内经主旨备要"及"六气方法"，下卷为"用药备旨"。《珍珠囊》主要根据《内经》理论，阐发药物的性味、阴阳、升降、浮沉、补泻道理及六气，十二经随证用药的方法。《脏腑标本虚实用药式》分别叙述各脏腑生理特点、本病、标病的临床表现及虚实寒热证候的法则和药物。

其脏腑辨证说，大力提倡和阐发药物归经和引经报伎的学说，确定了药物与脏腑的对应关系。所谓"归经"，是指药物对脏腑及其所属经络的选择性作用，反映了药物作用的特异趋向。比如同是寒凉泻火药，而黄连

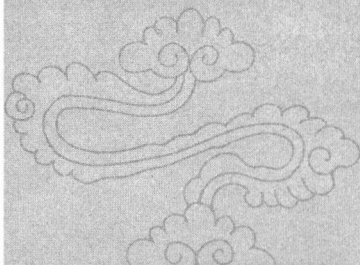

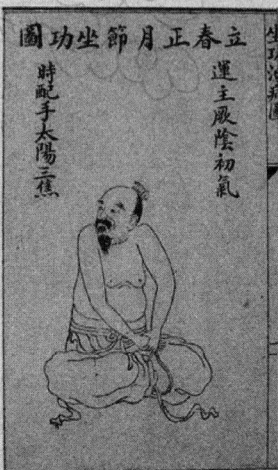

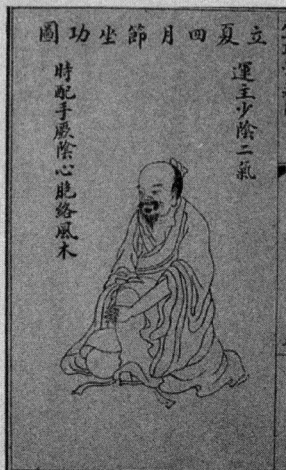

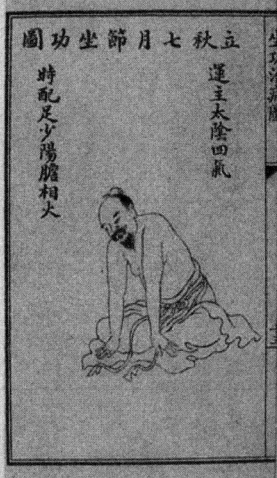

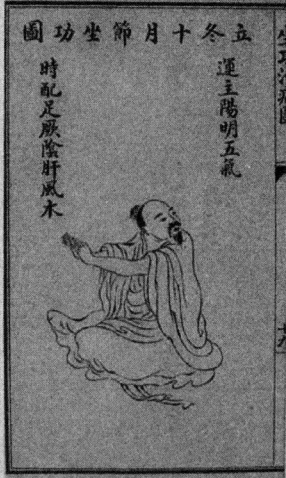

《二十四气坐功导引治病》之立春、
立夏、立秋、立冬坐功图。

泻心火，则称它归心经；黄芩泻肺火，则称它归肺经，石膏泻胃火，则称它归胃经。这种药物归经理论虽在《神农本草经》中即已论及，但未被予以足够重视。张元素将其继承并发扬，通过对 100 种药物归经的明确标示，为人们在脏腑辨证基础上准确选择药物提供了重要依据。对一些作用特导性极强的所谓"引经药"药理的认识，是张元素的制方理论的一大创见。

同时，他擅长师古方之法而化裁新方，创制了许多后世医家喜用的方剂，如为克服麻黄汤、桂枝汤的副作用而创制的四时发散通剂，实践证明对外感风寒、风湿病证有较好的疗效。由于他对药物气味厚薄的阴阳属性及其升降沉浮作用趋势的关系阐发上，表现了其精深的药物学造诣，李时珍在《本草纲目》中对其大加称赞，所许甚高。

所有这些遗方制药理论，都是建立在其脏腑辨证理论的基础之上的，因而，受到后世的极大重视，成为易水学派对传统医学的突出贡献。

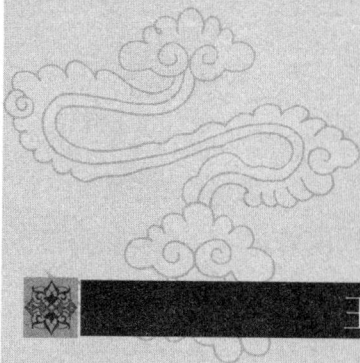

王喆创金丹道

炼丹术是追求长生不老的道教的一个基本技术，道士在烧炼丹药服食时也炼出了黄金白银（药金银），故又称为金丹术或黄白术。随着服食丹药成仙的梦想的破灭，道教史上又出现了另一批道士，专炼人体内的精、气、神以求成仙证真，他们袭用炉火烧炼的名称，理论来讲精、气、神的修炼，并称所炼的也是金丹。这样，在道教内部就有了两种完全不同的金丹术，为了区分，后人把前一种称为外丹，后一种则称为内丹。

兴起于唐朝末年的内丹炼养热潮流入两宋，愈益波澜壮阔，学说日益成熟，渐有取代内丹以外一切传统道教炼养术的趋势，并形成了以炼内丹为主旨的教派——主要流传于南宋的金丹派和兴起于金元之际的全真道。

内丹家为了保持神圣感，往往自秘其术，不将丹法尽泄于文字，而由师徒口口相传，把传授范围限制在狭小范围里。撰写《悟真篇》的金丹派南宋代表人物张伯端，也无意于创宗立教，更未组织教团，制定教规教仪。

北宋后期，内丹派的社会影响已相当广泛，正酝酿着内丹派大教团的产生。王喆应运而起，高树"全真"教帜，把一种混合型的心性之学，通过立会创社，组织成可以实际操作并约束行为的、能够组织民众直接干预社会生活的教化体系。

金世宗大定年间（1167~1169），王喆在山东一带广收弟子，并协力在文登、宁海、福山、莱州一带建立起五个教团会社，即三教七宝会、三教金莲会、三教三光会、三教玉华会、三教平等会，制定了《重阳立教十五论》，规定了全真道的基本教义教规，不仅正式创立了金丹道的组织形式，也为全真教性命双修、功行双全的炼养功夫奠定了基础。

全真道声威自此不断壮大，元代以后，它成为了与正一派对峙而传续至今的道教两大派之一。

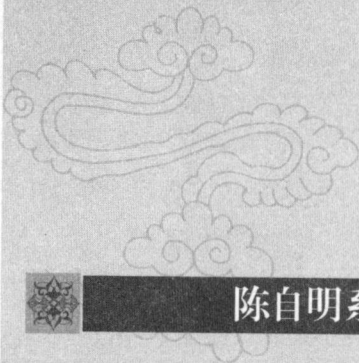

陈自明系统性整理妇科医术

　　南宋嘉熙元午（1237），妇产科兼外科医家陈自明广泛采撷诸家之善，结合家传的医方，编成《妇人良方大全》一书，成为中国现存最早的、具有系统性的妇产科专著。

　　陈自明（约1190~1270），字良甫，临川（今江西抚州）人。世医出身，医术精湛，医德高尚，曾受聘任建康府明道书院医学教授。他在长期的医疗实践中，认识到医妇人之病，特别是妇人生产时的一些疾病非常危险艰难，而当时的妇产科书籍散漫无纲，分类简略，所选病症又不齐备，影响具体的医疗实践和专科医术的进一步提高。鉴于此，在编写《妇人良方大全》时，便力求在前人基础上"补其偏而会其全，聚其散而敛于约"。全书分为八门，顺序为调经、众病、求嗣、胎教、妊娠、坐月、产难、产后。每门分列若干篇论，总计约266论，论后介绍方药主治，内容条理清晰而又妇产兼备。书中突出了"效"，即实用性。在论述诸病时着重概括受病之由，阐述症候特色，并附有医案，可供临床借鉴参考。而且在选方时不分贵贱，注意吸取一些民间验方与中草药的治疗经验，加强实用价值。书写成后，影响深远，流传广泛，并有一定国际影响，为后世妇产科的发展发挥了重要的承上启下作用。但原书中存在的一些封建唯心观点，如妊娠门中的"转女为男"，坐月门中的"禁草法""禁水法""催生灵符"等，须批判地对待。

　　1263年，他又编成《外科精要》（一名《外科宝鉴》）3卷，集55论，选方70首。书中全面地论述了痈疽病因、病机、诊断、预后，并针对当时外科医生只重对病阅方，不重医理辨证，疗效很差的弊病，强调辨证选方，如反对拘泥于热毒内攻之方，而专用寒凉攻乏之剂等，使《外科精要》成为南宋很有代表性的外科专著。

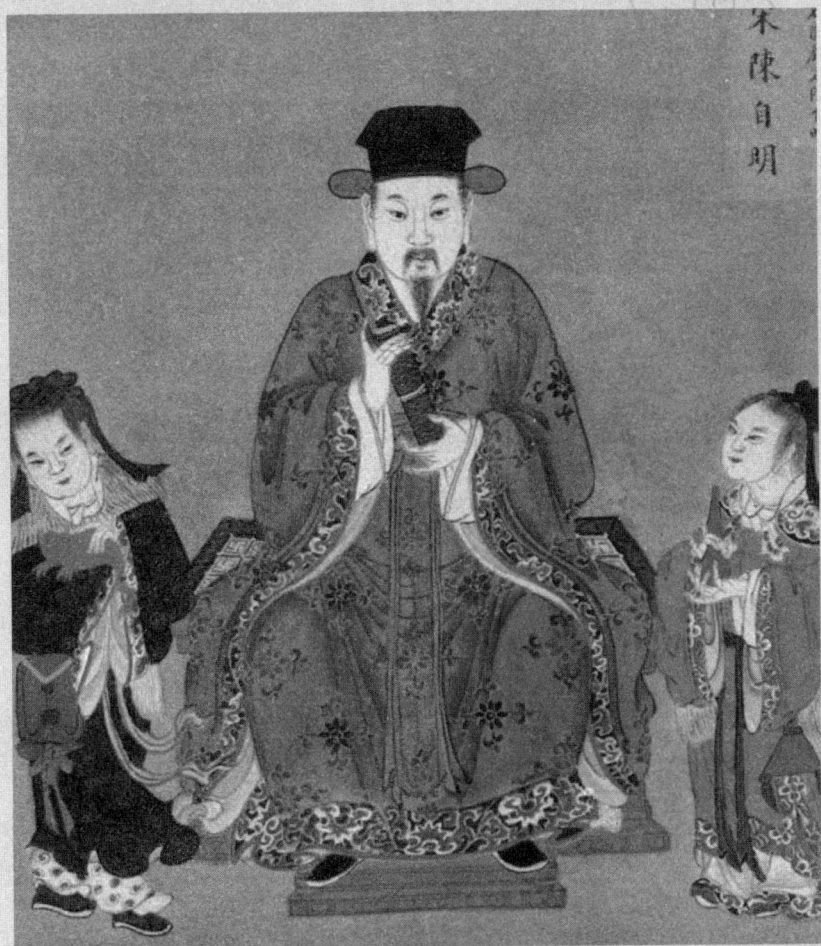

陈自明像

宋慈开创法医学

宋代，法医学作为一门独立学科的条件已初步具备。宋慈在此时对中国古代法医学的发展作了全面总结，写成《洗冤集录》一书，开创了法医学，宋慈也由此成为"法医学之父"。

早在战国时期，在诉讼活动中就已有法医检验参与其间，《礼记》中对法医的检验活动有所记载。秦汉时期，司法中法医检验活动已成为刑事诉讼中不可缺少的环节，相当频繁，法医检验也开始理论化。隋唐时期，随着司法制度的完备与成熟，以及古代医学水平的提高，法医检验开始在立法与司法中占据重要地位。五代和氏父子的《疑狱集》，以及北宋郑克《折狱龟鉴》等折狱书的相继问世，也都为法医学的成熟提供了现实条件，南宋宋慈编撰《洗冤集录》，标志着法医学作为一门独立学科的开创。

宋慈（1186~1249），字惠父，福建建阳人，南宋宁宗朝进士，历任多地行政，司法官员。他一贯严肃认真地对待司法审判，尤其重视刑事案件的现场勘验。宋慈反对国家委派一些新入仕途、没有实际经验的官员和一些武官去处理重大命案，认为这些人难免造成冤案、错案。为了"洗冤泽物"，他特采撷前人折狱著作中有关法医检验的案件实例，结合自己的实践经验，"会而粹之，厘而正之"，加进自己的意见，总为一编，这就是《洗冤集录》。

《洗冤集录》是中国最早的一部比较完整的法医学专著，也是世界上第一部法医学专著，比意大利人佛图纳图·菲德利（Fortunato Fidelis）所著的欧洲第一部法医学著作要早350多年。此书的最早版本是宋理宗淳祐

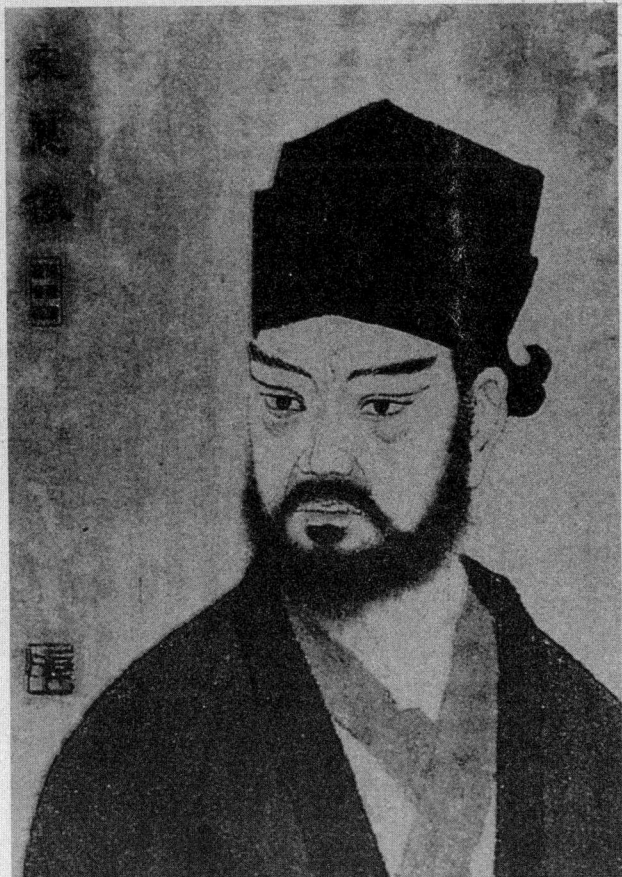

宋慈像

《洗冤集录·验尸图》

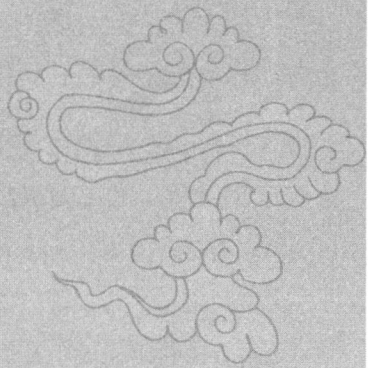

《洗冤集录》书影

七年（1247）宋慈于湖南宪治的自刻本。该书一出，皇帝立即命令颁行全国，成为南宋王朝及后世办理刑案官员的必读本，据钱大昕称，该书一直被"官司检验奉为金科玉律"（《十驾斋养新录·洗冤录条》）。

《洗冤集录》共5卷，53目，每目下又分若干条。全书共有四部分，其第一部分是将宋代历年公布的同法医检验有关的法令汇总，辑为"条令"目，共29条，都是针对检验官制定的法律规定，凡是违犯者都要承担法律责任，这说明宋代司法中的法医检验已有法可依，已经法律化了。第二部分是检验总论，包括法医检验人员的一般办事原则、检验原则以及技术操作程序等，说明宋代法医检验已有章可循，已规范化。第三部分是关于验尸、验骨、验伤、中毒等各种死伤的检验和区别的方法。第四部分里有关各种急救的方法和药方，包括对自缢、溺水、冻死、杀伤、胎动等数十则。

《洗冤集录》中不少内容符合近代法医学原理，有许多具有相当科学水平，对法医检验很有价值。它提出了即使在今日法医检验中也须遵循的法医检验的一般原则，如实事求是、不轻信口供、调查研究、验官亲填"尸格"等。该书所论述的法医检验范围和项目与现代法医学所论述的基本一致。如现代医学对人的非正常死亡，定为：机械性死亡、机械性窒息、高低温致死等，该书则定有"刃伤物灭、手足他物伤、缢死、勒死、溺死、捂死、烧冻死"等。对于各种死伤的疑难辨析，有许多是符合现代医学、生理学原理的，如对溺死、烧死、缢死者在不同状况下的不同特点，作了细致、形象的描述，多与现代法医学相同。

宋慈之后，元、明、清各代都有不少类似的法医学专书问世，但"后来检验诸书，大抵以是为蓝本而递相考究，互有增损，则不及后来之密也"（《四库全书总目·子部·法家类》）。明代以后，朝鲜、日本、法国、英国、德国、荷兰先后翻译出版《洗冤集录》，该书在国际上广为流传，是中华民族对世界法律文明发展的一大贡献。

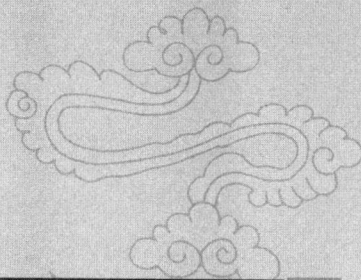

契丹医术形成

早期契丹人信仰巫术，治病并无医药，巫术常常是人们防治疾病的重要手段。

辽朝建立前，契丹人在向中原的战争中，掠夺了大量的汉文书籍和科技人才，其中就有不少医学资料和医生。辽统治者不仅注重汉文书籍的收

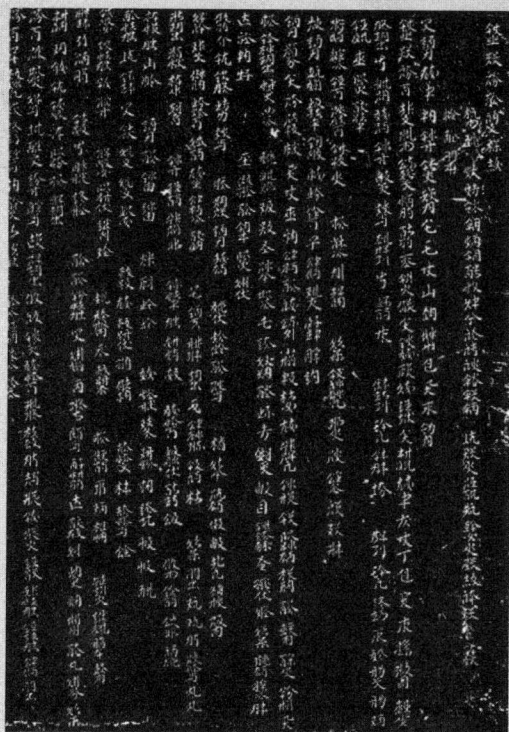

《宣懿皇后哀册文》，文字为篆体，属契丹小字。

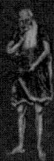

集，而且注意组织翻译工作。辽兴宗时，耶律庶成把汉文《方脉书》译成契丹文，大大促进了契丹医学的发展。

望诊和闻诊是契丹族的传统医学。《方脉书》传播后，契丹医生看病，多用针灸疗法。辽太祖长子耶律倍及族弟迭里特均精于针灸。有一次辽太祖患"心痛病"，召迭里特诊治，迭里特用针刺法使辽太祖痛止病除。辽景宗耶律贤也擅长针灸，他不仅自己钻研针灸技术，而且重视针灸医生的培养。著名契丹医生直鲁古自幼受家庭医学熏陶，长大后又一直从汉人受医学，其针灸技术精湛，后著《针灸脉诀书》行世。

契丹族医生看病，由于北方游牧民族的习惯及天气的寒冷，常以酒当药，驱寒治病。《辽史·耶律斜涅赤传》载，耶律斜涅赤"尝有疾，赐樽酒，饮而愈"。

契丹医生已知道使用物理降温方法治疗发热病症。如辽太宗耶律德光从汴京北归，患了"苦热"病，随行人员就把他的胸腹、四肢及口中放置冰块，这对缓解病情大有裨益。

成无己注《伤寒论》

1156年，金代伤寒学家成无己去世。

成无己曾为《伤寒论》作注解，他对《伤寒论》及伤寒诸症有很深造诣。

古代中医的伤寒，是指从发热起始的急性病（包括某些急性传染病）的总病名。《伤寒论》是汉代医圣张仲景的著作，因年代久远，医理精深，金人多难释读。

成无己（约1066~1156），聊城（今属山东）人，出身于行医世家，自幼得家学真传，他还精于儒学。他鉴于《伤寒论》精深难读，于是继宋人对其作过一定解释后，首先对其进行全面详细的注解。他博览《难经》、《素问》、《灵枢》等中医著作，综合融通，再结合自己的临床医学实践，按照原书体例进行较为详明的注释，阐发其微妙。他的注解已不只是仅为原书作注，还补充了许多自己的心得，对后世继承与发展伤寒学起到关键作用。此外，他还有《伤寒明理论》4卷，对《伤寒论》中症候及病理作了简要评析，并附有常用方药20剂。

后人评价成注本《伤寒论》"引经析义，尤称详洽，诸家莫能胜之。"成无己是注释《伤寒论》的第一人，后世也有人仿其体例继续注释《伤寒论》。

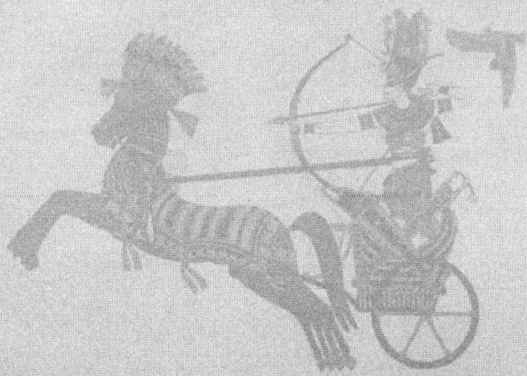

舌诊专著出现

　　元末，著名医家敖氏集众家之长并结合自己多年舌诊经验，撰成《金镜录》一书。该书记录辨别伤寒舌法 12 首，附舌象图 12 幅，是我国最早的舌诊专著。

　　舌诊是通过观察病人舌质和舌苔变化诊察疾病的方法，属望诊范畴，是我国传统医疗诊断方法之一。元代的舌诊研究有较大进步，除敖氏外，

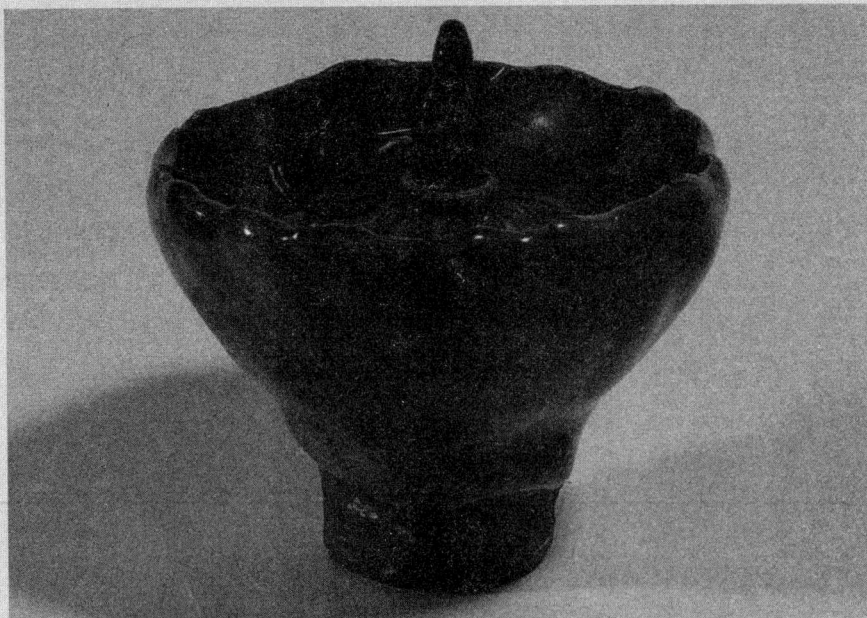

元代钩窑瓷器瓷浮水观音。观音像坐于底座内倒置小仰莲中央圆孔中，水从周围小孔注入，观音徐徐浮出，设计巧妙。

还有清江（今属江西）的杜本，于至正元年（1341年）在《金镜录》的基础上，增补24幅舌象图，著成《敖氏金镜录》，使舌诊内容更为完善。36幅舌象图中，24图专论舌苔，4图专论舌质，8图兼论舌苔与舌质。图中描绘的舌色有淡红、红、青等，苔色有白、灰、黄、黑等，舌面变化有红刺、红星、裂纹等，舌质变化则有干、滑、涩、刺、偏、全等，已大致包括了各种主要的病理舌象。舌图之下附有文字说明，并结合脉象、证候，分析其寒热虚实，阐述外感热病的病因和治疗方法，同时指出病情的轻重缓急和预后好恶，其中不少经验迄今仍有临床指导意义。

敖氏的《金镜录》早已失传，杜本的《敖氏金镜录》尽管在舌质、舌苔以及舌与脏腑的关系中存在一些不足，但它作为我国现存最早的舌诊专著，仍受到后世医学界的高度重视。

朱丹溪创中医滋阴学派

朱丹溪（1281～1358年），即元代名医朱震亨，字彦修，婺州义乌（今浙江省义乌县）人，因居住地有小河"丹溪"，故被尊称为"丹溪翁"，是金元四大家之一。他曾为应科举考试而钻研儒家经典。30岁时因母亲生病开始研读《黄帝内经》，初步掌握医理，治好其病。35岁时师从朱熹四传弟子许谦研习理学，后一心致力学医，并四处寻访名医，于43岁从学于名医罗知悌门下。罗知悌将金代医家刘元素、张从正、李杲的著作和学说悉数传授给他。朱丹溪将刘元素、张从正、李杲三家学说融会贯通，并结合自己的实践研究中医理论，著有《格致余论》1卷（1347年）、《局方发挥》1卷（1347年）、《本草衍义补遗》1卷、《金匮钩玄》3卷（1358年）等。其门人将他的著作整理编纂为《丹溪心法》、《丹溪心法附余》等，集中体现其治疗经验并形成滋阴学派，对后世影响较大。

朱丹溪中医学理论的主要内容有：①阳有余阴不足论。他从理学

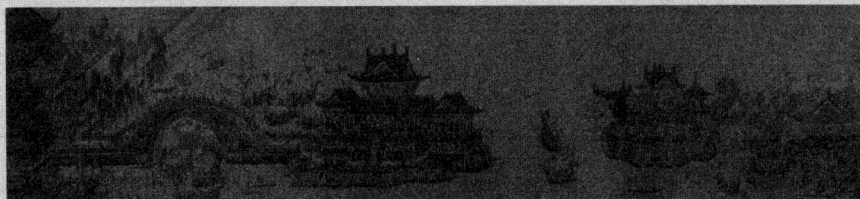

王振鹏的《龙舟夺标图》，以长卷的形式描绘人们划龙舟的情景，场面宏大，人数众多。图中楼台殿阁巍峨屹立，河水环绕，岸柳成行。大小不等的龙舟奋力竞渡，浪花飞溅，群岛惊飞。船上旌旗招展，鼓乐喧天。界画楼阁信仰曲折，方圆平直，细入毫芒，各尽其态。船夫们奋力划桨的动作和神态刻划细致入微。用笔严谨秀劲，神气飞动。

的观点出发，结合《黄帝内经》的论述，运用"天人感应"的理论，通过对天地日月和人体生命过程中阴阳状况的分析，指出在自然界中存在"阳常有余，阴常不足"的情况，在人体内同样也是阳有余而阴不足：人受天地之气以生，天之阳气为气，地之阴气为血，故气常有余，血常不足。而男子 16 岁而精通，64 岁而精绝；女子 14 岁而经行，49 岁而经断，故阴精"难成易亏"，相火易于妄动，此即"阳有余阴不足"，容易使人体发生病变。要避免"阴不足"，就须防止"阳有余"，顺应阴阳之理，提倡男子 30，女子 20 方可婚嫁。朱丹溪将《黄帝内经》的"恬淡虚无，精神内守"说同理学的"主静节欲"、"收心"、"养心"等学说结合起来，主张以澄心静虑的方法防止相火妄动，重视保养阴气精血，节制饮食，力戒色欲，反对服用丹药。由此可见，朱丹溪的"阳有余阴不足论"，旨在强调抑制相火，保护阴精，却病延年，为阐发"阴虚火动"的病机和倡导滋阴降火法提供理论基础。②相火论。相火论与阳有余阴不足论有着密切的联系，共同构成其滋阴降火学说的理论核心。他十分重视相火的作用，认为相火作为人身之动气，推动和维持人体的生命活动。相火主要居于肝肾两脏，以肝肾精血为其物质基础，此外，还分属于胆、膀胱、心包络、三焦等脏腑。相火的常态属生理性相火，对人体的生命活动是至关重要的。相火的变动指相火越位妄动，主要原因是色欲过度、情态过极、饮食厚味，结果伤阴耗精，变生了多种疾病。他提出的相火常与变、吉与凶的两重性，是对李杲学说的补充和发展。③火证论治，倡导滋阴降火。朱丹溪论述火势病证，主要是内生火热，尤其多指相火妄动而为病。强调"阴虚火动难治"，主张"补阴即火自降"，倡导滋阴降火法，其用药特点是补阴必兼泻火，泻火亦即补阴，并创制了大补阴丸等著名方剂。他对阴虚火旺病机的阐发和滋阴降火法的确立，不仅补充了刘元素河间学派重在寒凉清热泻火的不足，又在李杲东垣内伤阴火学说中增加了阴虚发热的内容，从而发展了中医内伤热病学说，对后世杂病和温病的论治影响很大。④杂病论治，提倡气血痰郁辨证治疗。朱丹溪是一位杂病大家，具有独特的见解和丰富的临床经验，主张以气血痰郁为纲治疗杂病，把繁杂的症候表现统括在气、血，痰、郁之中，并设置了调治的基本方，随症加减施治，大大丰富和发展了杂病的辨证论治，故有"杂病用丹溪"的赞誉。⑤在《局方发挥》中集中批评了宋代大观年间盛师文等编制的《和剂局方》及宋元之交形成的"局方之学"，指出了《局方》"一切认为寒冷"的错误观点和"一方通治诸病"的错误疗法，主张临病开方，重用养阴补血之品，反对过用辛燥之品和不问病由据证验方的医风。

朱丹溪善于继承、创新而成就卓著。他常援引理学解说医理，从而开理学渗入医学的先河。他创造性地提出了"阳有余而阴不足沦"、"相火论"等新医学理沦，主张滋阴降火，后世称他为"滋阴派"。

《回回药方》流行

元朝中后期，随着伊斯兰教的广泛传播，阿拉伯医学（也称"回回医学"）在中国也流行起来。《回回药方》就是一部以阿拉伯医学为主，同

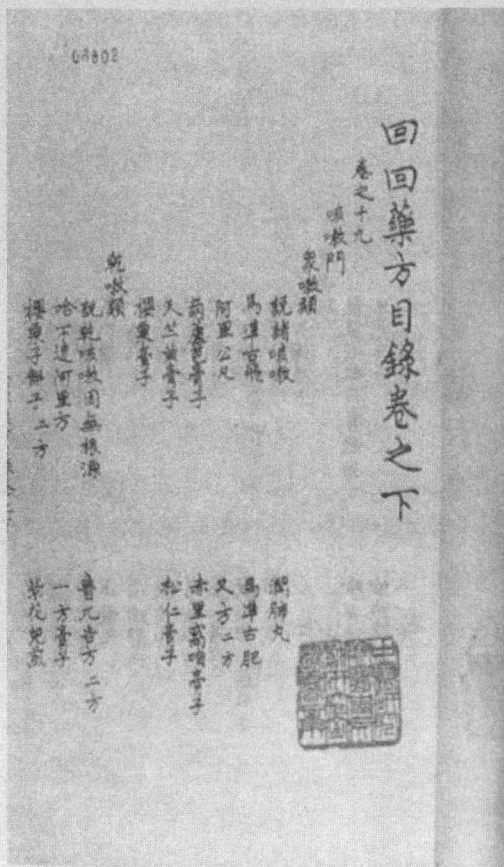

《回回药方》书影

时包含中医药内容的医学著作。

《回回药方》共 36 卷，现仅残存 4 卷。其成书年代及作者史籍中均无记载，从残存内容分析，该书大抵由中国的回回医家于元末明初参照回回医学和中医学揉合而成。如其中的"折伤门"，所载的正骨技术就有不同的医学渊源，治疗肩关节脱位方法，既有著名的希波克拉底氏法，也有仿《世医得效方》的"杵撑坐凳法"，还有根据唐代"靠背椅式"原理改进的"人捐法"。

《回回药方》残卷甚少，但从中也可看出当时治疗颅脑外伤的水平是相当高的。书中记载了"颅脑骨粉碎骨折剔除法"：先让病人剃去头发，用棉花塞着病人的耳朵，用布条蒙着病人的眼睛，以便减少病人因手术造成的心理恐惧。然后让病人选择有利于手术进行的姿势，在外伤口处作十字形切开，这样尽管刀口损伤面积大些，但有利于剔除里面的死骨。如果需要给颅骨钻孔，一定要注意颅骨厚度，为了预防脑膜和脑组织受损，尽量采用排钻数孔的方法。清理伤口时，要小心翼翼地用锯锯开，再用镊子、钳子清除碎骨和碎屑。最后敷药缝合完成手术。书中还告诉人们做手术要把握时机：如果碎骨未挤沓入脑膜，不可急于手术；如果碎骨已经挤沓入脑膜并导致病人肿胀、筋缩或中风不省人事等严重病状时，要立即动手术清理伤口，剔除碎骨。当动脉损伤出血时，在离伤处稍远而又近心端的动脉处用带子拴紧，以阻断血流，这种方法已接近现代的"止血带"的作用。上述治疗已运用了扩创术、病灶清除术、开颅减压等手术疗法，足以反映元代回回医在颅脑外伤手术治疗方面所达到的高超水平。

蒙医形成

从 14 世纪初叶开始，在印度哲学、医学理论的影响下，蒙古人又广泛吸收汉医、阿拉伯医、意大利医中适合本地区和本民族特点的医学知识，促进萌芽状态下的蒙医理论系统化，蒙医学的内容变得丰富起来，蒙医学初步形成。

在这一时期，蒙古主要活动着两个医学流派，即传统蒙医学派和藏医学派。前者是古代蒙古医学的继承者，其代表人物有淖尔基·墨尔根、觉罗·伊桑阿、呼和初及其徒弟娜仁·阿柏、包达日玛等。蒙医最主要的医学成就表现在治验骨伤外科疾病和

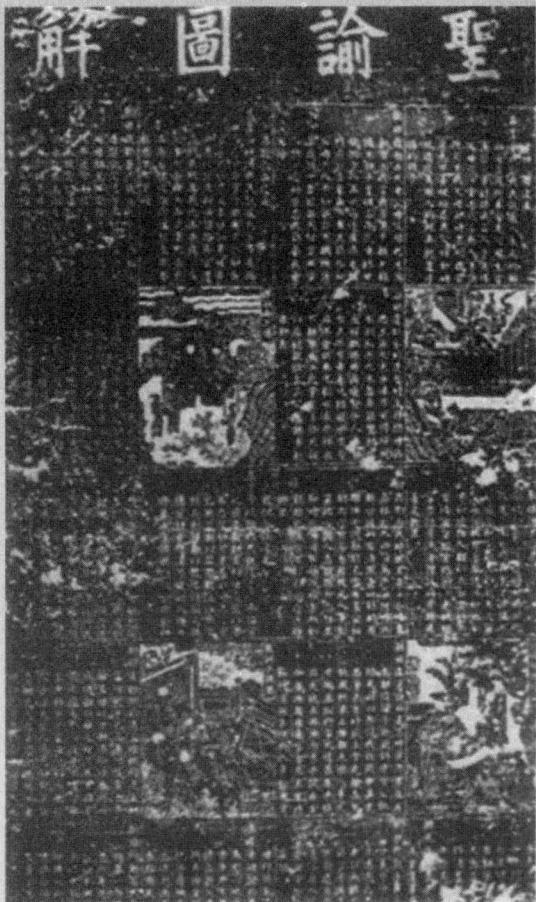

朱元璋所下六条谕旨的图解碑，要人孝顺父母、和睦乡里、尊敬长上、教训子孙、各安生理、勿作非为，简称"六谕"；碑上有图解及歌。

饮食疗法等方面。对于骨伤外科疾病的疹治，蒙医采用的方法和技术十分独特且具有鲜明的民族特色，他们用磁石、碱和公山羊尿、哺儿母乳等共涂局部，根据皮肤是否变黑判断有无病变，称为药疹法，而治疗骨折的方法也十分丰富，如拔罐提骨法、夹板法、压垫固定等，治疗陈旧性骨折所使用的马奶酒罨敷和羊皮疗术分离法尤有特色。以震治震的治疗脑震荡的方法效果也非常显著，所有的治疗方法，都充分体现了其浓郁的民族及地方特色。

藏医学派是在藏医的理论基础上吸收了汉族医学和古印度医学的内容而发展起来的。这一学派在治疗创伤外科和内科病变方面积累了相当丰富的经验，较多地应用放血疗法。在用药上，较多地应用动物组织入药，且多施用散剂。

蒙医医家对于医药学进行了总结，写了不少医药著作，并把一些汉文和藏文医药书籍译成蒙文，大大促进了蒙医学的发展。而蒙医学的形成和发展，其独特的医疗方法和技术又反过来促进汉、藏、回族等医疗水平的提高。

《救荒本草》成

明初，朱橚著《救荒本草》。

朱橚，明太祖朱元璋的第5个儿子，自幼好学。洪武十一年（1379）受封为周王，十四年（1382）就藩开封。朱橚收集河南野生食用植物进行栽培。绘制根、茎、叶、花、果实等部分，并叙述其产地、形态、性味以及食法，著成《救荒本草》，于永乐四年（1406）初刊于开封。

《救荒本草》原书2卷，共收录记载植物414种，其中已见于历代本草者138种，属新增加的276种。计草部245种、木部8种、米谷部20种、果部23种、菜部46种。

《救荒本草》具有通俗性、实用性和科学性三个特点：第一，此书是为食不果腹的饥民写的保命救生之书，所以力求通俗易懂，作者为此下了很大功夫。一是为难字注音；二是运用形象比喻；三是描述植物特征时，普遍采用对比法来比较植物种类间根、茎、叶、花、果实、形状、颜色、大小；四是图文并茂。

第二，实用性：书中有138种植物出自历代本草书，为传统的中药，在此书中则以救荒植物的面貌出现。新增植物276种，除大部分为山野的野生植物外，还有不少是观赏的花卉、果木树和经

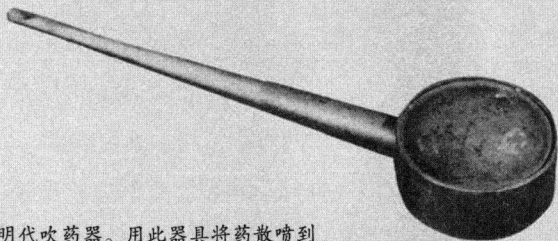

明代吹药器。用此器具将药散喷到喉部，设计十分巧妙。

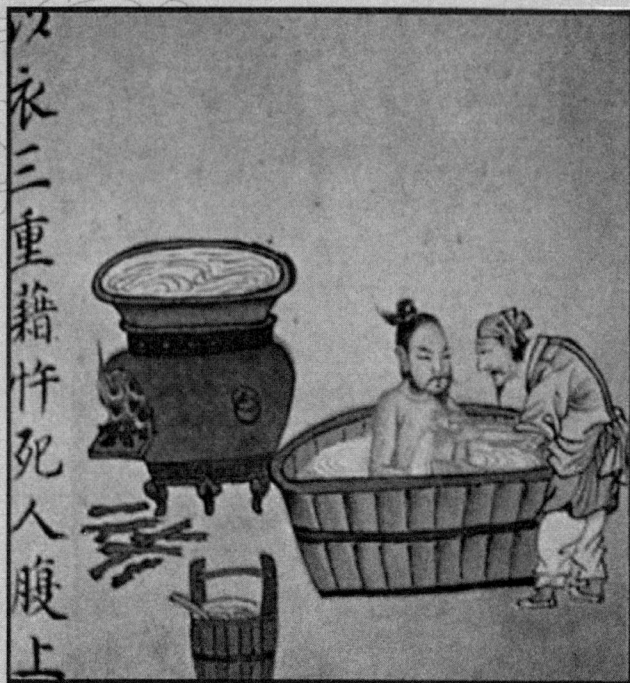

药浴图

济作物。作者经过广泛调查，把民间利用野生植物救饥的方法和经验记载下来，供人们参考。本书所记叙归纳的有下列几种：一是采摘后无需加工，可以直接食用的，除各类果树外，野生植物有二三十种。这是救荒最简便的食法。二是腌制和干藏。除了解决临时果腹的问题外，还需为今后数月的生存积攒活命之粮，这就需要腌制和干藏野生植物。三是加水蒸煮、浸淘、漂洗换水，浸去异味后才食用。这是此书着重记述的基本救饥法。对无怪味、无毒的荠菜、百合、山药等采来洗净、蒸和煮熟即可食用。对一些有苦、涩、辣、酸或其他异味的野生植物，则要将苗叶、果实、根、茎洗净炸熟、水浸、淘洗换水浸去怪味后食用。有的植物虽经以上处理，仍有一些有毒成份未全部除尽，所以书中提醒人们食用时必须谨慎。四是制粉，有的植物根、果实、种子、树皮须加工制成淀粉后再食用。五是对一些含毒成份

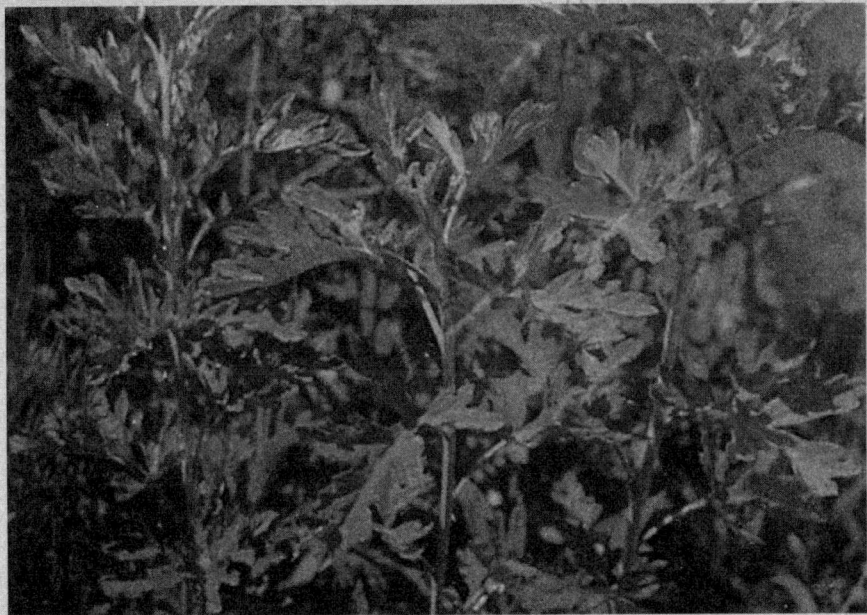

鲜艾草。艾为多年生草本植物，可用作灸法的材料，也可煎服或制成丸散等剂型。

较多的植物，上述水蒸煮、浸淘、漂洗方法已不敷应用，则提出了加土同煮、同浸泡的去毒法。

第三，具有很高的科学性，表现为对植物特性的描述相当细致和准确。首言植物的名称，次说原产地及当时的分布地，再言生态环境、生长习性、各器官特性，终言可食部分寒热之性、甘苦之味、淘浸烹煮熬煎晒调和之法；又辅以形象的插图，使人不难按图索骥觅得食物。植物的根、茎、叶、花、果实是植物分类的重要依据，而又以花和果实更为关键。《救荒本草》就很重视对花器官的描述，不仅谈及花形、花色，而且记述了花瓣的枚数、果实和种子的颜色、大小和形状。二是植物学术语丰富。如对植物生长习性的描述有"就地丛生"（铁扫帚）、"就地科叉生"（荞麦）、"拖蔓而生"（牛皮消）、"附树拖蔓而生"（金银花）、"就地拖秧而生"（牛儿苗）等术语。关于结实器官已有"穗"和"小叉穗"（小穗）的术语。三、

对生态环境的调查研究，比历代本草更为详尽。并从大量调查研究中发现了不同植物种类间在分布上有着巨大的差异。因为要采集救荒植物，就应了解它们的生长环境，其描述有"生水中"、"生于池泽"等，当为水生环境；"生于田边"、"水边下湿地"等，应属湿生环境；"生荒野中"、"生山野中"、"生山谷中"、"生田野"、"生道旁"等，无疑当是陆生环境。《救荒本草》还多处论述了地理环境条件对植物产品数量和品质的影响，如说天门冬"其生高地，根短、味甜、气香者上。其生水侧下地者，叶细似蕴而微黄，根长而味多苦、气臭者下。"

《救荒本草》首次记载用吸附分离法去毒，它对植物性状特征的研究，虽是在本草基础上发展起来的，但由于它以救荒植物为对象，描述比本草更为深入细致和具有系统性，是一部重要的野生食用植物专书。《救荒本草》很早就流传到国外，在日本先后有刊刻和手抄本多种传世。德国植物学家布列特什耐德（E.Bret Schneider）在1851年研究了此书，并对其中的176种植物做了鉴定。

兰茂著《滇南本草》

明代兰茂约于正统元年（1436）撰成《滇南本草》。

兰茂（1397~1476），字廷秀，号止庵。河南洛阳人，后来迁至云南嵩明。从少年时代起就爱好本草，后因其母长期生病，便更加钻研医药学。他广泛收集滇南地区蔬菜草木中可以作药用的，然后分类辨性，绘成图形，汇集成《滇南本草》，共3卷。书中记载云南地方药物400余种，大多为当地特产药物，并为一般本草学著作所未载者。还记载了一部分滇南地区少数民族的医药经验，附有治疗验案和经验方，为研究古代南方地区药物和民间医学的重要参考文献，也是研究少数民族医药不可多得的珍贵资料。

《滇南本草》撰成后并未刊行，仅以手抄本流行。嘉靖年间，滇南范洪应用《滇南本草》附方获得疗效，遂将其抄本进行整理，再加进自己的见解，并精心绘制药图，撰成《滇南本草图说》12卷。清代晚期，管暄、管浚兄弟又先后对该书加以整理、重订，并付梓刊行。成书后，出现了多种抄本和刻本。其中清光绪十三年（1887）昆明务本堂刻本计3卷，载药458种。1914年云南丛书本计3卷，收药280种。李时珍当时没有见到该书，因而有不少药物资料未能利用。直到清代晚期吴期浚编撰《植物名实图考》才充分引用《滇南本草》资料，竟达70多条，可见其学术价值和影响之大。

明代医学著作较多，《滇南本草》是现存最早的、较完整的、很有特色的地方性药物专著，对后世中医药学影响较大。

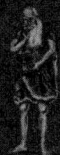

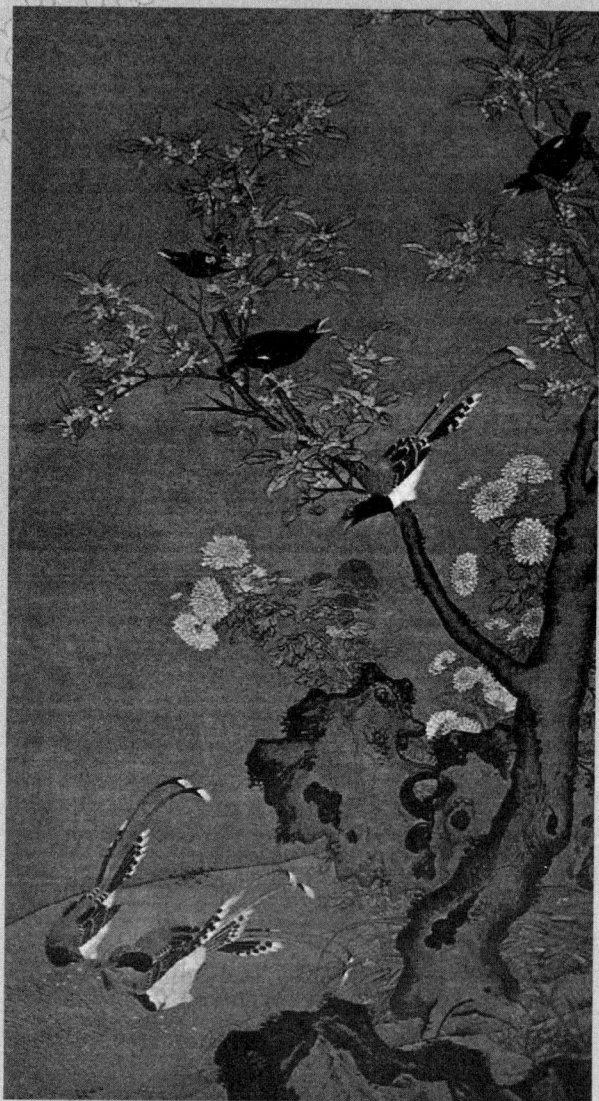

明吕纪绘《桂菊山禽图》，画中的桂、菊和山禽（喜鹊、雉等）
均可入药。

藏医出现南北学派

14世纪中叶,西藏山南地区帕木竹巴万户长绛丘坚赞(1302?~1364)建立帕竹王朝,开始了对全藏的统治,此后,封建庄园广泛建立,改变了原有的行政管理体制,大大促进了西藏地方经济和文化的繁荣,藏医学术思想也空前活跃,从15世纪开始,藏医南北两大学派开始形成。

在西藏南北各地,《四部医典》均是其学术观点的依据。然而,由于南北地理环境和气候条件等差异,使得医家所持学术思想各不相同,他们各自在《四部医典》的基础上,阐述自己的观点,传播学术思想,并绘制了代表各自风格的医药挂图。

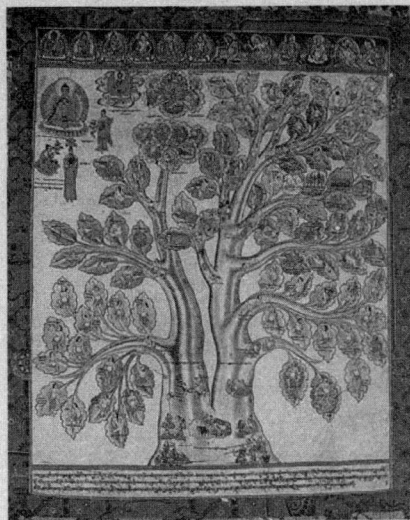

人体的生理和病理。此图用树的根、干、枝、叶形象系统地介绍人体的生理功能和病理变化。

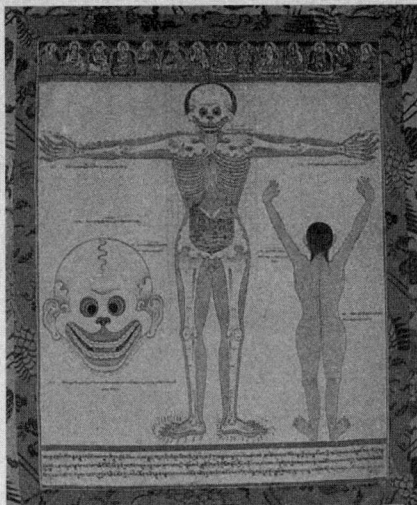

人体骨骼(正面)。藏医认为人体全身骨骼包括牙齿在内共有306块。

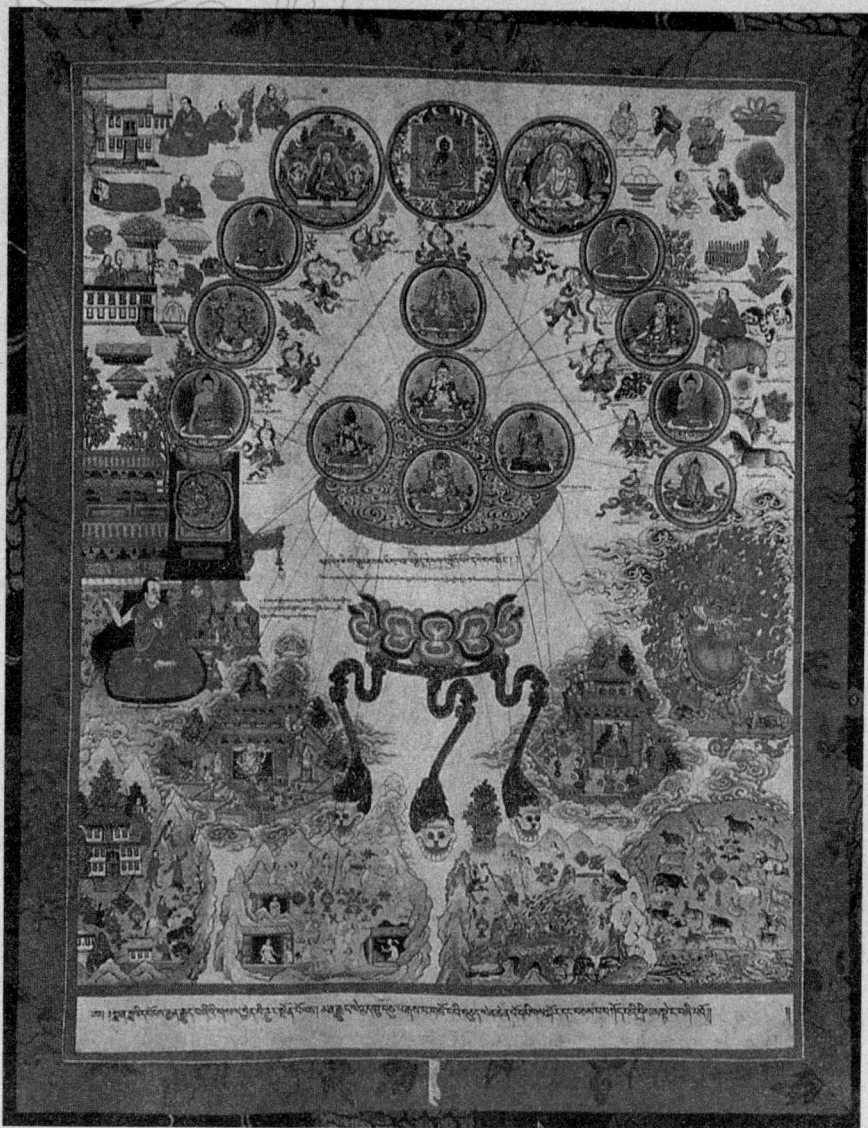

《藏医养生图》。藏医对养生十分重视。《四部医典·秘诀本集》中专门论述了养生之道，其内容涉及居处、饮食、劳逸、药补和性生活等多方面。图为《四部医典》系列挂图中的"养生方法"之一。

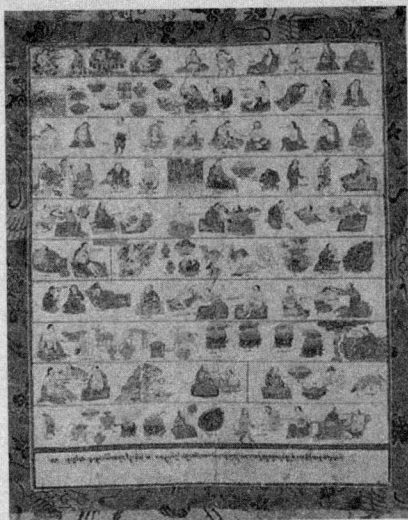

疾病的治疗方法。本图描绘的是藏医治疗大法，包括补法和泻法，隆病（气病）治疗方法，赤巴（火病）治疗方法和培根病（水和土病）治疗方法等。

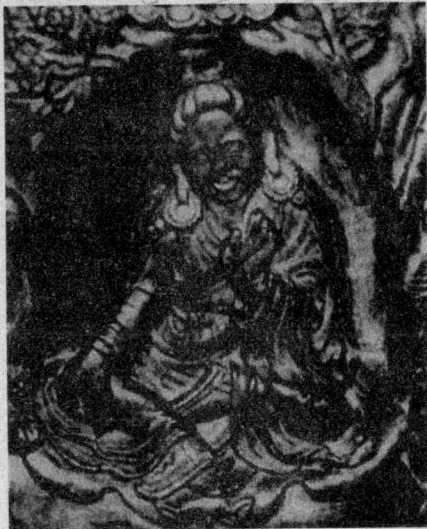

宇妥·宁玛元丹贡布雕像。《四部医典》是藏医学的主要经典，出自吐蕃王朝"医圣"宇妥·宁玛元丹贡布的手笔，成书于公元八世纪。

　　藏医北方学派的创始人为出身于昂仁地方的名医强巴·南杰扎桑（1394~1475）、米尼玛·图瓦顿旦、伦汀·列珠以及他们的子孙都是这一派的著名医家。他们的代表著作有强巴·南杰扎桑的《医学八支要义如意宝一百二十章》、《药方秘要·南杰问答录》、《明灯》等，米尼玛·图瓦顿旦的《四部医典注释》等。

　　他们总结了北方高原地区的临床经验，以擅长使用温热药物、方剂药味较多，精通人体解剖、脏腑结构与针灸、放血、穿刺穴位等操作技术为主要特色，形成了这一派的学术风格，特别是对风湿性疾病的治疗具有丰富的经验。流行于萨迦及阿里地区的藏医上部学派为贡嘎瓦·却给多吉创立，而昌狄学派也是藏医北方学派的支流，其学术思想与北方学派基本相同。

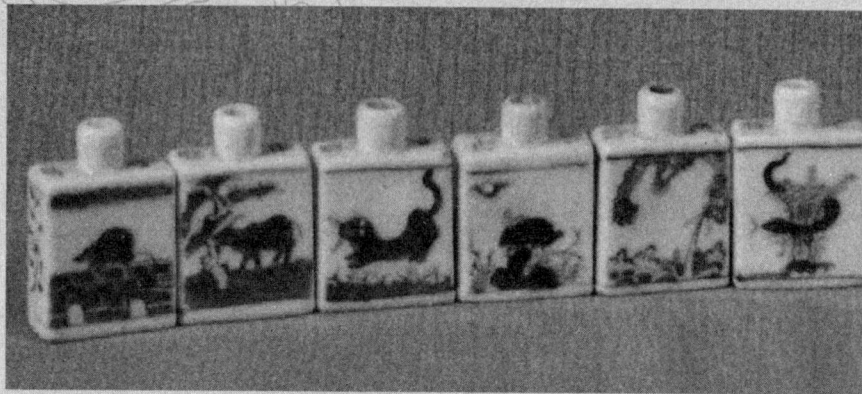

明代十二生肖药瓶。用于盛装丹、散等中成药。

　　索卡·年姆尼多吉（1439~1475）是出生于塔勃索卡地方的名医，他与坚巴·才布多吉、索卡·洛珠盖布等人相沿成习，在朗县创立了藏医南方学派，其著作包括索卡·年姆尼多吉的《银光宝鉴》、《千万个舍利》、《与南派医生通信集》，索卡·洛珠盖布的《祖先口诀》、《谬见纠生》、《药物总诀真人欢乐歌舞》等。由于南方属于河谷地区，湿地较多，因而他们多使用清鲜药物，方剂药味较少，精通地方草药的鉴别和应用，形成不同于北方学派的学术思想和风格，他们擅长于湿热病的治疗。而由索卡·年姆尼多吉的第二代弟子恰布本钦·多吉帕朗创立的藏医下部学派则是南方学派的支流，其著作为《恰布本钦医学史》。该派的医学著作《祖先口诀》曾受到第五世达赖的称赞，在藏医史上地位很高。

　　藏医南北学派创立以后，鼎立长达200多年，引起了长期的学术争鸣，涌现了许多医家和医学著作，不仅促进了藏医事业的迅速发展，而且极大地丰富了藏传医药学宝库的内容。

《本草集要》编成

明弘治九年（1496），王纶编撰成《本草集要》。该书是明代中期很有影响的一部实用本草。

《本草集要》共10卷，分3部。上部为总论，中、下两部为各论。在中部王纶按草、木、菜、果、谷、石、兽、禽、虫鱼、人分部，在下部又按气、寒、血、热、痰、湿、风、燥、疮、毒、妇人、小儿分门，这种双分类法，方便检索。书中所载各种药不分三品，"以类相从"，附方以病类方。这些都是其独到之处。

明代的医药学发展是空前的，其中显著的标志之一是医药著作的大量

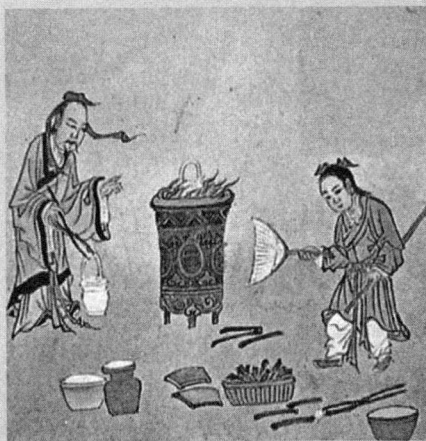

玄明粉炮制工艺图

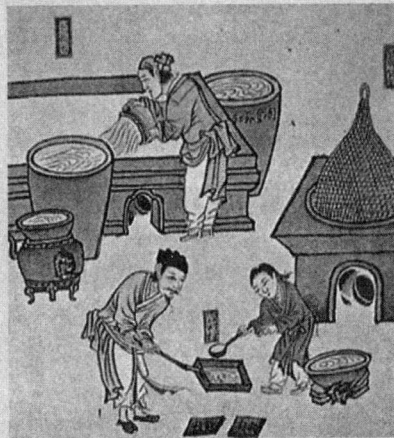

胡粉炮制工艺图

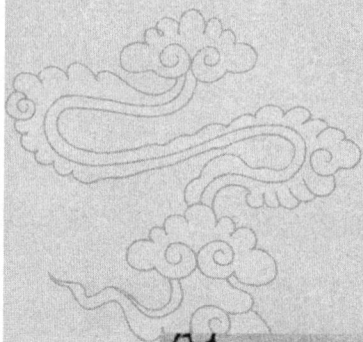

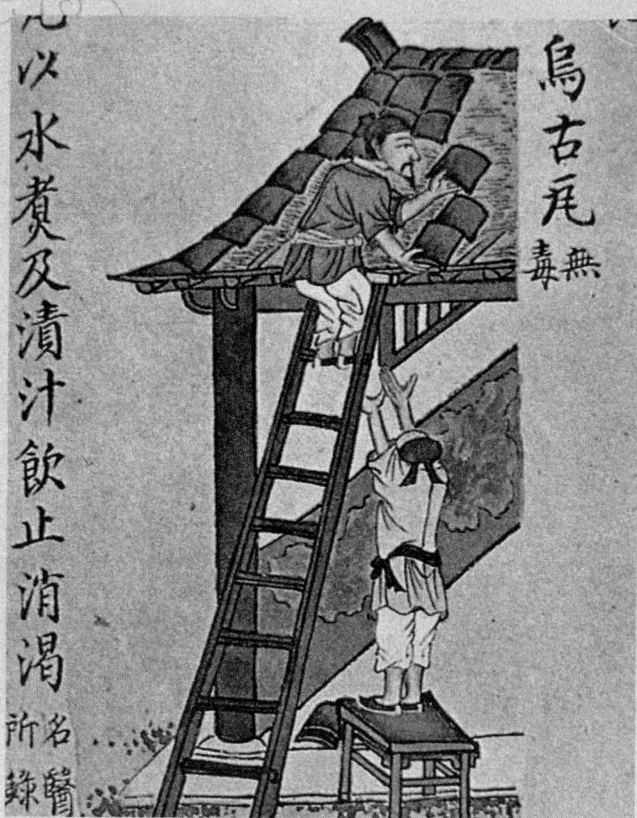

乌古瓦。房屋上的陈年乌黑色瓦，历代本草认为它有止消渴、解热等功用。

编撰。王纶的《本草集要》和《本草品汇精要》、陈嘉谟的《本草蒙荃》是这一时期比较重要的三部综合性本草著作，曾给李时珍有益的启发和参考。《本草集要》中的一些独特的见解，为《本草纲目》编写时所借鉴，对后世医家有一定的影响。

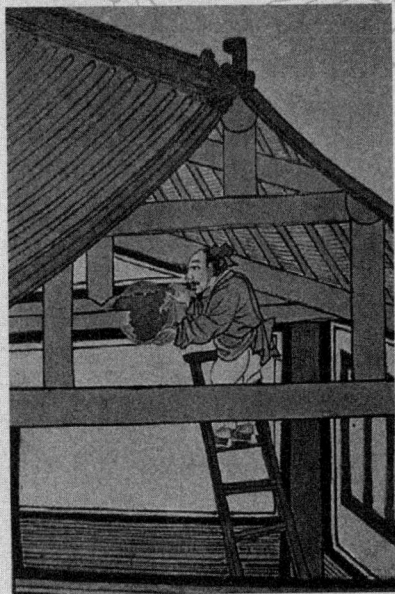

梁上尘。房梁上的尘土，古代本草认为有治腹痛、噎、中恶、鼻衄、小儿软疮等功用。此图足以反映中国古代医药学家探求药物的思路之奇。

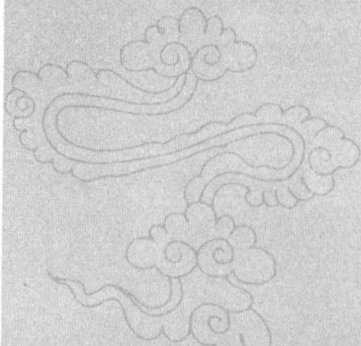

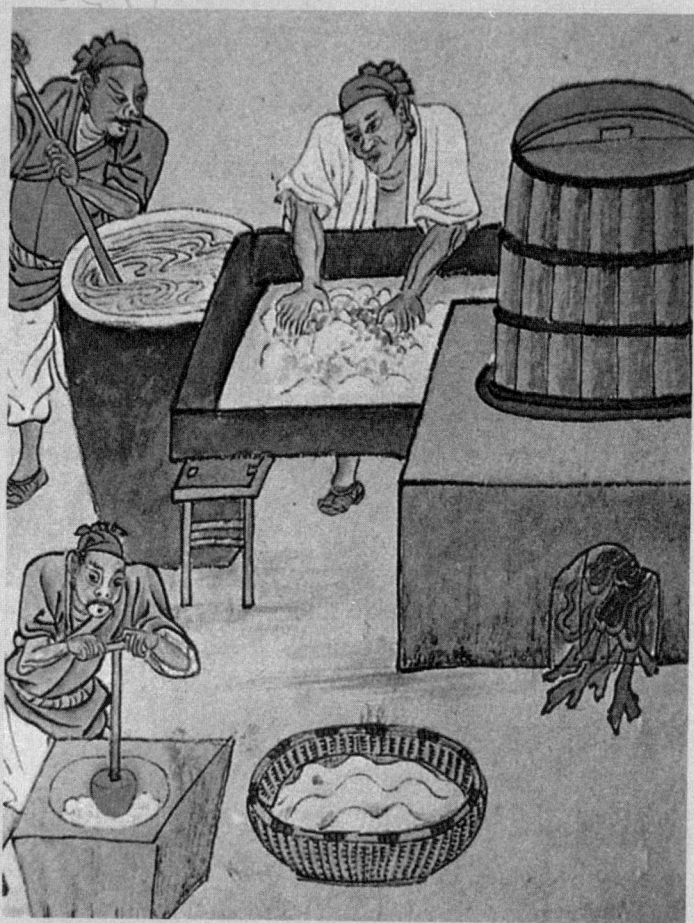

《本草品汇精要》之《制酒工艺图》

明世宗服丹药中毒身亡·朱载垕继位

嘉靖四十五年（1566）十二月十四日，世宗因服用方士所进丹药过度中毒，死于乾清宫，时年 60 岁，谥孝肃皇帝，庙号世宗，葬于永陵。明

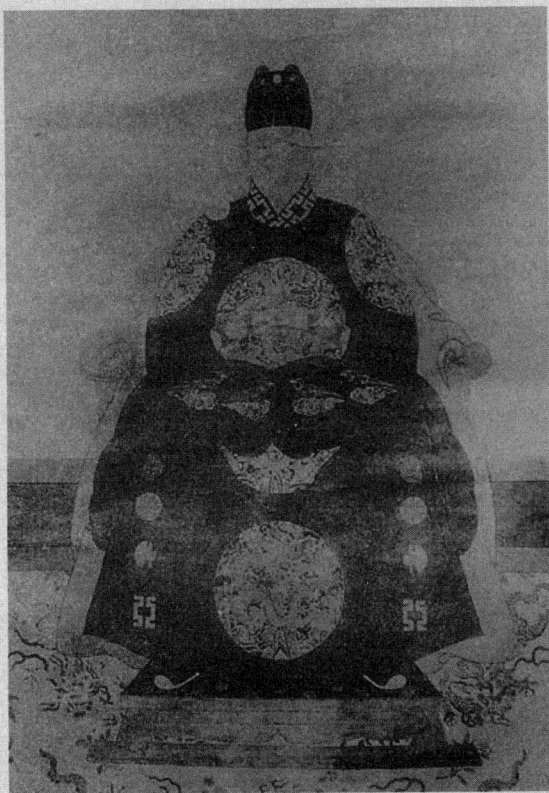

世宗死后继位的隆庆帝朱载垕

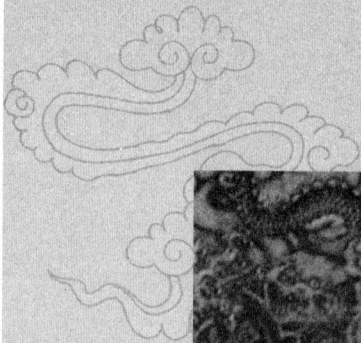

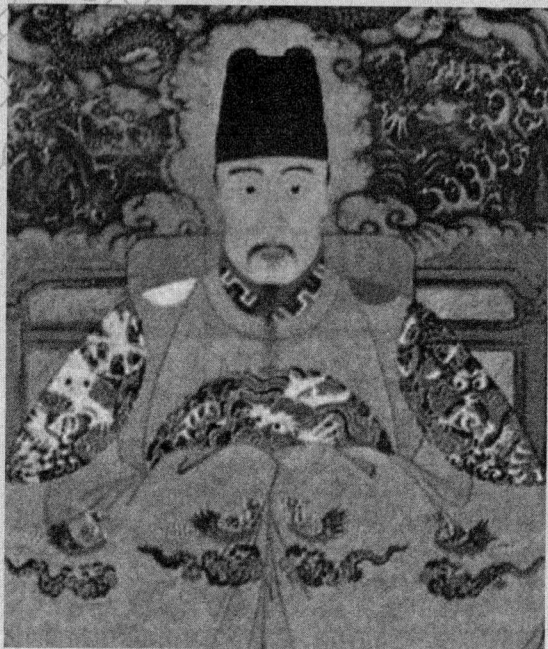

世宗朱厚熜

世宗即朱厚熜（1507～1566）。正德十六年（1521）四月继位，翌年改元嘉靖。明世宗在位45年，初期在大学士杨廷和辅助下，清洗佞臣宦官，退还部分被侵占的民田，减免灾区税粮，力除弊政，颇有一番作为。不久因议"大礼"，重用张璁，朝纲渐坏。中期以后迷信道教，佞求长生，20多年不见朝，专宠严嵩，任用非人，政治腐败，国势日衰，东南倭寇侵袭，北方鞑靼攻袭，赋役日增，民不聊生，先后爆发了四五十次农民起义，政治和经济出现了深刻的危机，明代100多年来富庶治平之业不复存在。朱载垕继位后，改元隆庆。他在位期间总是听任群臣争议而一言不发，被人误以为是个哑巴。

预防医学的重大成就——种痘发明

明朝中叶以后，不仅中国传统医学获得了巨大进展，而且在预防医学方面也成绩斐然，这方面的最突出代表就是种痘的发明及在民间的传播。

自从公元2世纪天花传入中国以后，这种波及面广、为害严重、流行史甚长的烈性传染病危及了无数人的生命，晋代医家葛洪的《肘后备急方》对其作了最早的描述。对此疾病的预防和治疗我国古代医家曾进行了不懈探索，并取得了一些成果。而种痘的发明正是这不懈努力的结果。

种痘起源于何时，现在尚无法确定，1884年刊行的《种痘新书》说它是由唐开元年间江南赵氏创制的；1713年朱纯嘏《痘疹定论》说它出现于宋神宗时，发明人为峨嵋山神医，该人曾为丞相王旦的儿子接种人痘预防天花。然而1727午俞茂鲲《痘科金镜赋集解》说种痘出现于明隆庆年间（1567～1572），该文献表明当时宁国府已有很多人接受这一预防天花的方法，从此这种方法开始在民间广为传播。因而，断定我国的人痘接种术发明于16世纪中叶以前应当毫无疑异。

人痘接种术发明以后，由于诸多原因，未能及时推广，一切都在民间医家之间自发进行，后来才逐渐被儿科医生所掌握。1681年，康熙皇帝认识到这是一种行之有效的预防天花的方法，诏令江西种痘医生朱纯嘏为皇亲国戚和宫廷官员的子孙种痘，取得了良好的效果。清政府借此机会迅速向全国推广，使得无数的人因此受惠。1742年颁布的《医家金鉴》详细记载了人痘接种术。

至于当时种痘方法，据1695年成书的《张氏医通》记载主要有痘衣法和鼻衣法（包括浆苗法、旱苗法、水苗法），在传播过程中其技术不断改进。清末奕梁《种痘心得》介绍的痘种选育方法与现代疫苗的科学原理完全相同。当时种痘技术相当完善，而且成功率很高，据张琰《种痘新书》记载，在种痘的六七千人中，失败者仅二三十人，成功率高达97%。因此，其技术在全国城乡得以迅速推广并传播到国外，1688年俄国就派人来中国学习种痘技术，在传播到土耳其后，由英国驻土耳其公使天人蒙塔古带回英国推广，从此，在欧、亚、美各洲广泛传播。而1796年，英国人琴纳创造的牛痘预防天花的技术则是直接受中国人痘技术的启发而获得成功的。

　　人痘接种术不仅是牛痘发明前我国人民预防天花的创造性成就，而且是人工免疫法的先驱，它使世界上无数生灵免遭天花这种烈性传染病的威胁，为世界防疫医学作出了重要贡献。

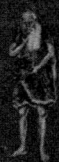

炼丹持续进行

　　明代，炼丹技术在前人研究成果的基础上，设备和方法都有极大改进，工艺水平不断提高，炼丹活动持续进行。

　　丹药大致为两种，一是氧化汞，一是铅的化合物。炼制氧化汞的前提条件是提取纯净的汞，我国炼汞技术到宋代已开始由未济炉式（上火下凝式）向蒸馏法过渡，在明代记录炼丹成果的主要典籍《墨娥小录》中，已介绍了一种新的"抽汞法"。这是现存最早的有关蒸馏法升炼水银的文献记录，它操作简单，产出率高，适于大规模生产，据宋应星《天工开物》

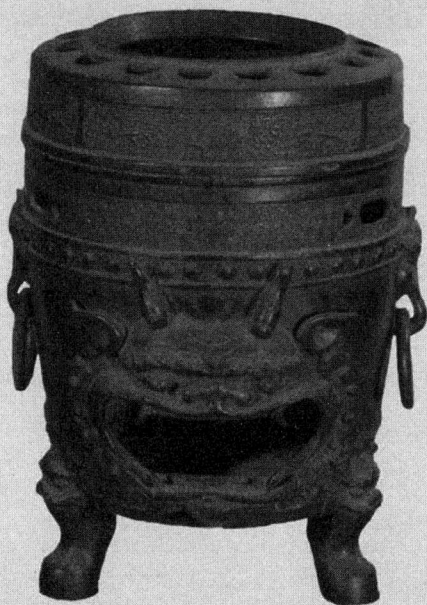

明代练丹炉

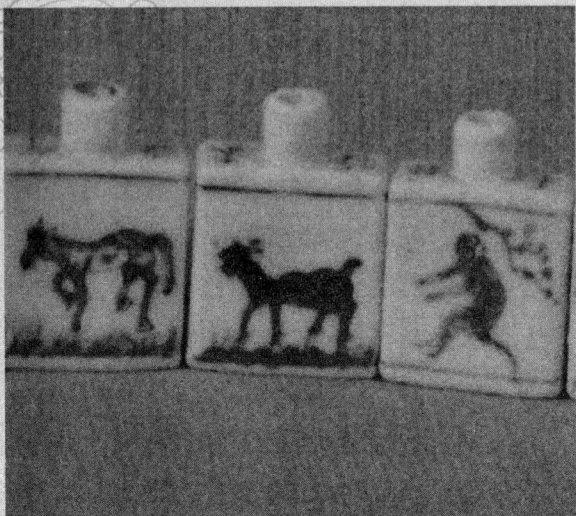

明代十二生肖药瓶（部分）

记载，采用这种方法，每炉可用朱砂 30 斤。

从汉代开始，炼丹家即已通过在空气中对水银进行低温焙烧或在密闭的土釜中加热水银与铅丹的混合物以制成氧化汞。明代发明了升炼粉霜的"盐硝矾法"配方，按陈实功《外科正宗》（1617）记录的配方，可制得纯净的氧化汞。除此之外，在制造汞的氯化物方面也取得了很大进步。汞的氯化物有两种，即氯化亚汞（Hg_2Cl_2），俗称甘粉或轻粉；氯化汞（Hg_2Cl_2），俗称升汞或粉霜。明代邝璠《便民图纂》记载了一种以明矾、白盐、水银为原料烧制轻粉的方法，精简而合理，至今仍在中医上应用。而《墨娥小录》记录的两种粉霜的方法：盐硝矾法和成霜法，都较前代有较大改进。

在炼制铅及其化合物时，明代炼丹家的工艺水平也有重大突破，陆容《菽园杂记》和李时珍《本草纲目》对此都有详细的记载，他们将硝石和矾石合用，能起到强烈的氧化作用，是制铅丹方法的一次巨大进步。

明代炼丹术的持续发展和工艺水平的进步，对后代中医药学、金属冶炼等都产生了较为直接的影响。

李时珍《本草纲目》集本草学大成

　　医药学著作的大量编撰是明代医药学空前发展的显著标志之一。万历六年（1578），杰出医药学家李时珍编成集本草学之大成的《本草纲目》，代表了这一时期中药学的最高成就，极大地丰富了中国乃至世界的医药学宝库。

　　李时珍（1518～1593），字东壁，号濒湖，晚号濒湖山人，湖北蕲州（今湖北蕲春）人，出生于医学世家，其父李言闻曾撰《四珍发明》等书，担任过太医院吏目。在家庭环境的熏陶下，李时珍自幼喜爱医药。但其父却

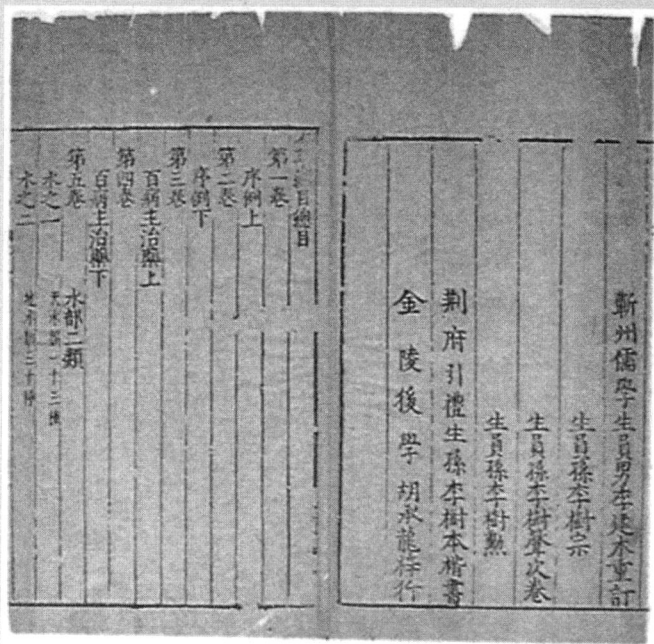

万历十八年（1590）刊行的《本草纲目》书影

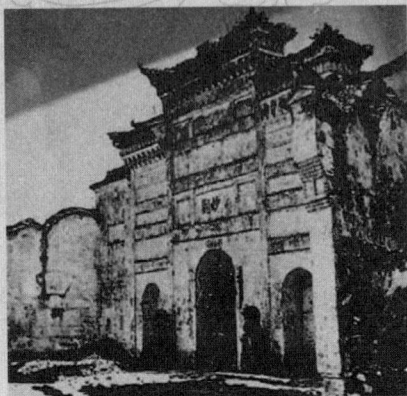

湖北蕲州元妙观，是李时珍著书处

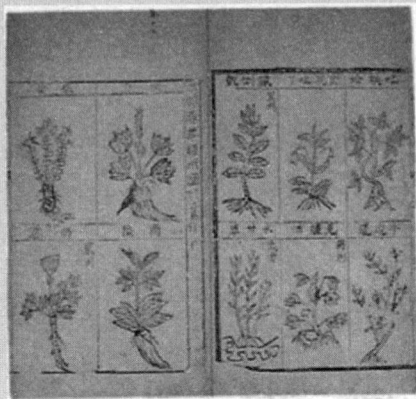

金陵版《本草纲目》药物图谱

希望他能科举出仕，14岁（1513）那年，他考中秀才，17岁后连续三次乡试未中，并因此积劳成疾，20岁从武昌乡试回家，重病一个多月。这成了他人生道路上的一大转机。从此，他积十年之久，足不出户，潜心研读经、史、子、集、传、声韵、农圃、医卜、星相、乐府等著作，于学无不涉猎，尤其喜读医学著作，这些都为他从事医药研究和著书立说打下了坚实的理论基础。

除了从典籍中学习以外，李时珍还特别注重实践经验的总结和积累，《濒湖医案》一书正是他总结医疗实践的产物。而且他博采众长，不断向民间人士请教，搜集了大量简单有效的单方、验方，编成《濒湖集简方》。

从他34岁那年开始，李时珍即着手编纂《本草纲目》，经过长达27年的艰苦努力，在宋代唐慎微《经史证类备急本草》基础上，参阅了800多种文献资料，经过三次大的修改，于万历六年（1578）他60岁时完成了这部具有划时代意义的药物学巨著，成为我国药学史上的一个重要里程碑。

《本草纲目》共52卷，卷一、二概述了本草历史和药性理论；卷三、

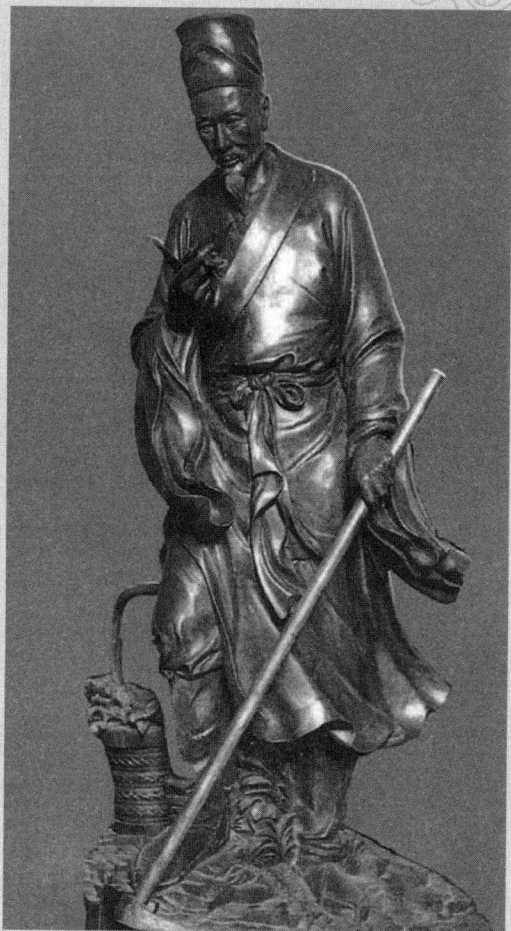

雕塑：李时珍采药

四以药原为张目罗列了各种草药的主治病，比前代以病名为纲的做法前进了一大步；其余48卷，按水、火、土、金石、草、谷、菜、果、木、服器、虫、鳞、介、禽、兽、人等将1892种药物分为16部，各列若干类展开论述，例如草部又分为山草、芳草、隰草、毒草、蔓草、水草、石草、苔、杂草、有名未用等60类，每种药标正名为纲，纲下列目，纲目清晰，并对各种药进行释名、集解、辨疑、解说其修治（炮炙）、气味、主治、发明及附方，内容极为丰富，包含了动、植、矿物等各方面的内容，可谓关于自然知识的博物学著作。

该书附药物图1109幅，方剂11096首，其中8000多首是李时珍自己收集和拟定的。在对16世纪以前我国药物学成就作了全面总结以后，增收了宋以后出现的374种药物，如三七、番红花、曼陀罗花、土茯苓等都被后世广泛使用，通过对一些药物基原、性能的研究辨析，在实际考察和对文献进行考据的基础上，纠正了以前本草学著作的一些错误，尤其是批驳了服食水银、雄黄成仙的说法，用比较先进的方法对药物进行分类，以取代沿续1400多年的三品分类体系，以纲目为构架将各种药物分类编排，成为一部独创体例的药物学著作，从而全面系统地展示了药学体系和内容。《本草纲目》还包含了各种药物的药性药效、药物栽培、炮炙制剂及其在各种病症治疗方面的应用等多方面的内容。

除了药学以外，李时珍对医学也有重要贡献，其中尤值一提的是其人体解剖学成就。《本草纲目》是我国医学史上首次独创性地提出脑为全身主宰这一说法的著作，从而冲破了心是人体中心的传统说法。保存于《本草纲目》中的单方、验方是李时珍挖掘民间医药宝藏的结果，许多为后代医家所习用，其中抗衰老药物就近400种，健身长寿的方剂有550首之多，包括膏、丹、丸、散、酒、粥、服食、外用擦洗等剂型和用法，记载了有关长寿、轻身、却病、容颜等案例数十则。在社会日益老年化的今天，挖掘这一医药宝藏将具有重要的现实意义。

作为一部包含了丰富自然科学知识的博物学名著，其内容涉及植物学、动物学、矿物学、地质学、化学、物理学以及天文学、气象学和物候学等许多科学领域。在植物学方面，李时珍《本草纲目》通过对1094种植物的根、茎、叶、花、果的特点及其性味、外形、皮核以及生长习性、生长过程、生长环境与人类生活的关系等各种因素进行分析、归纳、比较，得出了比较符合科学的结论。而书中对444种动物药按虫、鳞、禽、兽、人等6部进行的分类，基本和现代动物学的分类系统完全一致，同时也蕴含了生动进化论的思想，其对动物为适应生活环境而改变生存方式的研究以及动物遗传与相关变异现象的描述，都具有重要的科学价值。《本草纲目》共记载矿物药265种，以钠、钾、钙等19种单体元素及其化合物为准则分类编排，并详细介绍了每种物质的来源、鉴别和化学性质，记载了蒸馏、蒸发、升华、重结晶、风化、沉淀、干燥、烧灼、倾泻等各种制药化学方面的反应方法。而以五倍子制备没食子酸的最早记录即保存于《本草纲目》中。

长达十年的潜心研究为李时珍的著述在史学、哲学、文字学、训诂学等方面奠定了深厚的基础，长期的医疗实践以及其跋山涉水、躬身民间虚心学习的严谨态度，无疑是《本草纲目》取得独创性、科学性成就的至关重要的原因。他实地考察了湖广、河北、河南、江西、安徽、江苏等省，深入林区、矿井、莱畦，向农夫、渔民、猎人、车夫等虚心求教。加之他对此前医药学成就的批判性总结，使《本草纲目》不仅集本草学之大成，而且最终成为一部中国古代科学的巨著，成就涉及药物、医学和几乎所有的自然科学领域。

《针灸大成》集针灸大成

万历二十九年（1601），明代杨继洲撰成集针灸学大成之名著——《针灸大成》。

明代以来，政府对针灸十分重视，针灸学有了较大的发展。首先，鉴于宋代王惟一所造针灸铜人因年久失修，难以辨认，明英宗特命人进行复制，以供太医院考核医生时使用。其次，当时的针灸学家也有铸造针灸铜人的，如16世纪著名的针灸学家高武鉴。他认为男、女、儿童因生理差别会导致

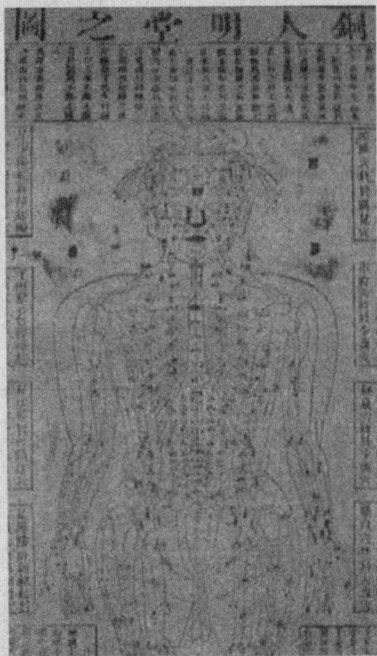

明代铜人明堂图

针灸穴的差异，因此精心设计铸造了男、女、儿童针灸铜人模型各一座，以便临证取穴。可惜未能流传下来。再者，一些针灸学家对针刺理论和手法进行了深入的讨论和研究，产生了"灵龟八法"和"子午流注"两种学说，即按时辰不同而选用人体不同部位的经穴进行治疗。这些学说与现代生物针学有惊人的相似之处，具有一定的科学价值。此外，出现了许多根据前人针灸论述汇编的针灸著作，如《针灸聚英》。其中影响最大，学术价值最高者首推杨继洲的《针灸大成》。杨继洲（1522～1620），名济时，三衢（今浙江衢县）人。出身医生世家，曾任太医院医官，行医40多年，特别擅长针灸。他曾总结家传验方，融会多家针灸著作，结合个人经验撰成《卫生针灸玄机秘要》3卷。在此基础上，进一步博采群书，遂编撰成《针灸大成》一书。

《针灸大成》共10卷，内容丰富，是一部集针灸大成之作。该书广泛收集了前人与针灸有关的论述，考证了经络，穴位，针灸手法与适应论，发展了一针两穴以上的透穴针法，并创造爪切、持针、口温、进针、指循、爪摄、退针、搓针、捻针、留针、摇针、拔针等12种杨氏针刺手法。除"口温"外，其他11种手法至今仍在使用。书中介绍了烧山火、透天凉、苍龙摆尾、赤凤摇头、龙虎交战、龙虎升降、子午补泻等多种针刺手法，主张应用针灸与药物对疾病进行综合治疗，并附有治疗病例的记录；同时，该书又论述了针灸疗法的可行性及优越性，认为"惟精于针，可以随身带用，以备缓急"，"劫病之功，莫捷于针灸"等。此外，书中还附有多幅供太医院考绘之用的铜人明堂图，图文并茂，便于学习和直观记忆。

《针灸大成》问世后，通行的版本共有50多种，成为学习针灸学的重要参考文献。书中所辑录的古代针灸资料，有的原书已失传，部分内容在本书中得以保留，因此该书在针灸学发展史上起到了承前启后的作用。《针灸大成》在国外也有很大的影响，英，法，德，日等国均有本国文字的全译本或节译本。近年来，法国针灸学会为提高法文译本的质量，正在重译《针灸大成》一书。

温补之风起

　　温补之学，明代薛己、张介宾、赵献可等人倡导于前，清代前期的高鼓峰、吕留良、张璐、黄元御等又呼应于后，所以温补之风盛极一时。

　　高鼓峰 (1623 ~ 1670)，习儒精医，其医学宗旨接近张介宾，不论内科杂症治疗，还是外感热病，都喜用温补疗法，不乏用参、附等热药治热病。他的成就经验都总结在《四明心法》和《四明医案》里。吕留良 (1629 ~ 1683)，32 岁时和高鼓峰相识，得高鼓峰传授医术。他本是一代著名学者，半路出

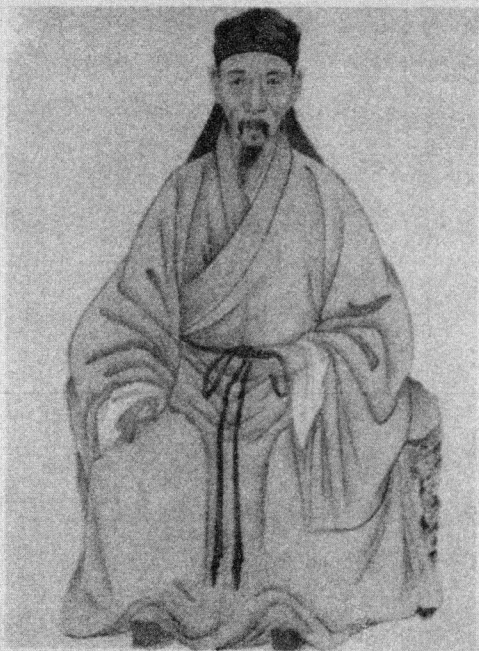

吕留良像

家学医，因此受高鼓峰影响颇深，对赵献可、张介宾的温补学说也颇有研究，不仅曾评注赵氏的《医贯》，又自撰《东庄医案》，临证验案，也多属温补，以吕留良的身份来提倡温补，大起推波助澜的功效。

温补学派的另一重要代表，是清初医学三大家之一的张璐(1617～1699)，他擅长医治内科杂症，其疗法多取自朱丹溪、薛己和张介宾，医论则多学王肯堂的《证治准绳》，对于血证、痢病等温热病也以温脾健阳、滋养肺肾为法，临床用药以温补见多。张璐是大名医，又耗时50年撰成《张氏医通》16卷，对当时医学风气影响极大。高、吕、张逝世后，温补学发展之盛趋向极端。儒生出身的黄元御(1705～1758)，因为庸医误用寒凉药，损伤其左目，遂发愤习医，所以对降火滋阴说有很大成见，而极力提倡温补阳气的学术观点。

温补学说发展至此，堪称盛极一时，后学无知或庸医之流，偏听盲从，不论何病，都"专用温补"，遂造成新的流弊，于是引起了反温补派的反戈一击。徐大椿(1693～1771)、陈修园(1753～1823)有感于滥用温补的流弊，极力批判医生以补药媚人，又因补药而误人。这种学术异见的出现，活跃了当时的学术气氛，更促进了医学的发展。

伤寒学派形成

　　"伤寒"一词屡见于《内经》，后成为外感受热性疾病的总称。东汉末年张仲景著《伤寒论》一书，对伤寒进行辨证论治，成为伤寒病的临床经典著作。后世围绕着《伤寒论》及其所涉及的范围，对伤寒的病因、病机、证治规律进行系统阐发，至明末清初之际，终于形成中医学术史上影响最大的伤寒学派。伤寒学派共产生了数百位名医，伤寒类医著则多达400余种。

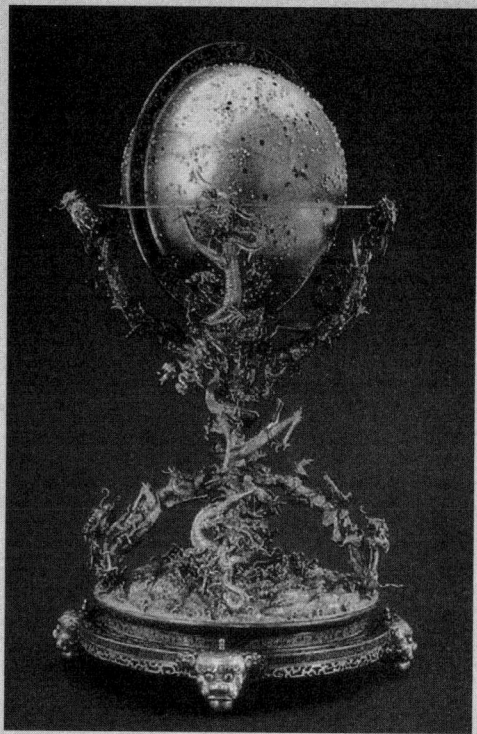

乾隆年间制造的金天球仪

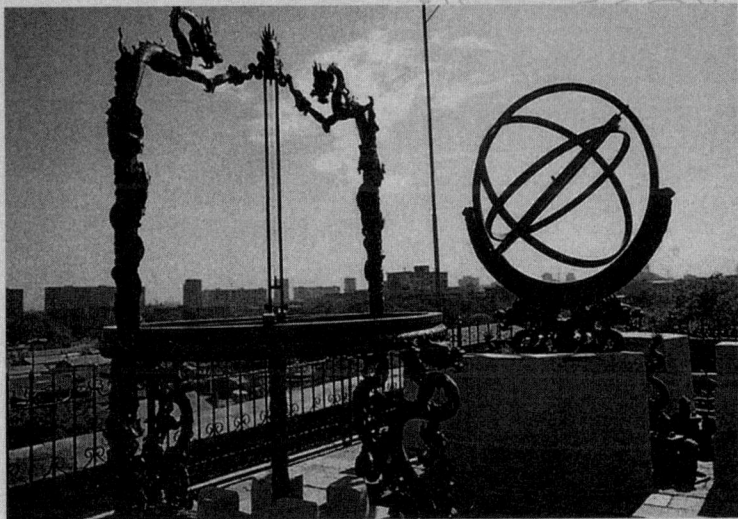

地平经仪。康熙十二年（1673）造。主要用以测定天体的方位角。

晋代王叔和最早对《伤寒论》进行整理、补充和编次，名为《金匮玉函经》，使该著作得以流传下来。王叔和重视治法。唐代孙思邈著《千金翼方》，用以方类证的办法整理《伤寒论》，以利临床检用；以麻黄、桂枝、大青龙汤这三方三法治疗伤寒。

宋代以前，张仲景的医书甚少流传，研究的人也寥寥无几。北宋校正医书局校正印行的《伤寒论》为学者研究提供了定本。朱肱著《伤寒类证活人书》以经络论六经，最先触及了《伤寒论》六经实质这一重要问题。金代成无己著《注解伤寒论》是全面注解《伤寒论》的第一家。成注以释仲景辨证施治的道理，开引经析论，以经解经的研究法之先河。此后一段时间，伤寒病研究处于低潮。

明末，伤寒病流行，研究《伤寒论》的学者渐次增多。明末方有执重订编次《伤寒论》，著《伤寒论条辨》，创立错简重订派。清初喻嘉言（喻昌）在方有执的基础上创"三纲鼎立说"，以"冬月伤寒"为大纲，订正

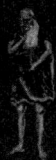

伤寒397法。和之者有张璐、程应旄、章楠、周扬俊、黄元御等，并称为错简重订派。同时期，以张遂辰及其弟子张志聪、张锡驹，以及清代陈修园（念祖）等人为代表，认为旧本《伤寒论》不能随意改订，被称为"维护旧论派"。

清代柯琴（韵伯）著《伤寒来苏集》，尤怡著《伤寒贯珠集》，徐大椿（灵胎）著《伤寒论类方》等，则属辨证论治派。辨证论治又有许多支派：柯韵伯、沈明宗、包诚等人主张分经类证；徐大椿主张据方分证，方以类从，方不分经。钱黄和尤在泾则主张以法类证。

清末民初，在临床治疗上又有时方派与经方派之分：时方派主张临证处方，择善而从，故而能随机应变，自创新方；经方派则谨遵张仲景原方、原量及服法。时方派人数占优，而病人多从之；经方派与风气相左，在理论上较少发挥，然于实践则有独到之处，故而亦占有一席之地。

伤寒学派的各种学术观点争奇斗艳，在清代达到高潮。这些观点从不同角度对《伤寒论》的理论构成、六经实质、辨证方法、论治精髓等进行讨论，从而活跃了医家辨证论治的思路，大大提高了中医临证水平。

清宫医药体系完成

历代帝王对自身的健康长寿尤为重视，宫廷设置医药由来已久。到了清代，宫廷医药档案留有大量资料，可以了解清代医药学的重要方面，以及清宫医药体系的完成。

清代在明代太医院旧址继续设置太医院，官职亦因袭旧制。太医院医学分科，清初大体沿袭明代十三科，后多次减并，至光绪朝，有大云脉（内科）、小云脉、外科、眼科、口齿科，共计五科。

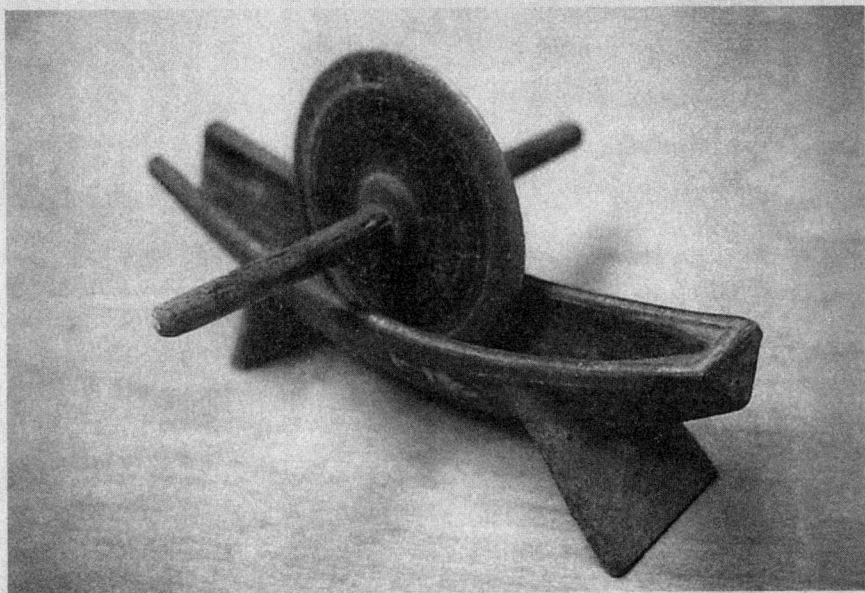

清胡庆馀粉碎粗料药材的药具。

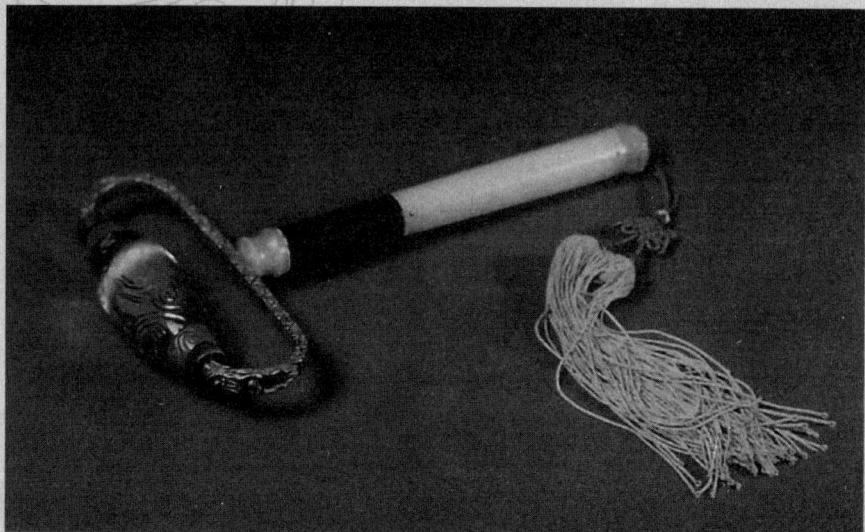

清代宫廷用玉柄水昌按摩器

　　按照清宫规定，太医院院使、院判及其属员，依据各自的等级和专业，轮流值班。太医入宫给帝后看病，须有专职御药房太监带领，事后要具本开载本方药性治症之法，于日月下署名，以备查考。

　　太医院设教习厅和医学馆作为培养人才的学校，由御医、吏目之品学兼优者充任教习，进院业医暨医官子弟，均送教习厅课读。这是太医院医生来源之一。太医院培养人才的方法大都率由旧章，以《内经》、《脉诀》、《本草》等书为基本教材。太医院医务人员，除了教习厅和医学馆培养外，大都来自地方，由地方官举荐，赴京经太医院考试，合格者入院补用或授官衔。太医们的医术都有相当造诣，由于负有保护皇家健康的重任，太医平时也注意医药理论的修养，因而太医院藏书丰富，包括汉文、满文、外文3种文字，其中绝大多数为中医书籍，既有理论又有临床，既有经典医籍又有专科著作，内容广泛。

　　除太医院外，顺治年间成立的御药房也是清宫医药体系的重要组成部分。御药房的药品主要来源有四：一是由各省出产药材地方征收而来，这是御药房药品的重要来源；二是各省督、抚大吏进"土贡"，内有药物一项；三是从国外进口，为数不多；四是由京城地方药商采买，这在乾隆之后成为宫中用药的主要来源，这种采办机构以同仁堂最为著称。

清代宫廷医学是与清代医学发展密切相关的，而其直接因素又与宫中御医的医学水平、医疗对象以及御医的职责相关。御医多精通医理，疗效卓著，具有较高的水平。其医疗对象主要是帝王后妃，故而御医在临症时亦多认真谨慎，这是提高疗效的重要环节，而疗效也是御医升迁的重要标准。这样，倒成了清代宫廷医学独具的特色。

清代宫廷医学已成了一个体系，它始终以辩证论治、崇尚实效为宗旨，故而能创造出不拘一格的医方医法，丰富和发展了中医药学，并成为近代中医学的重要组成部分。

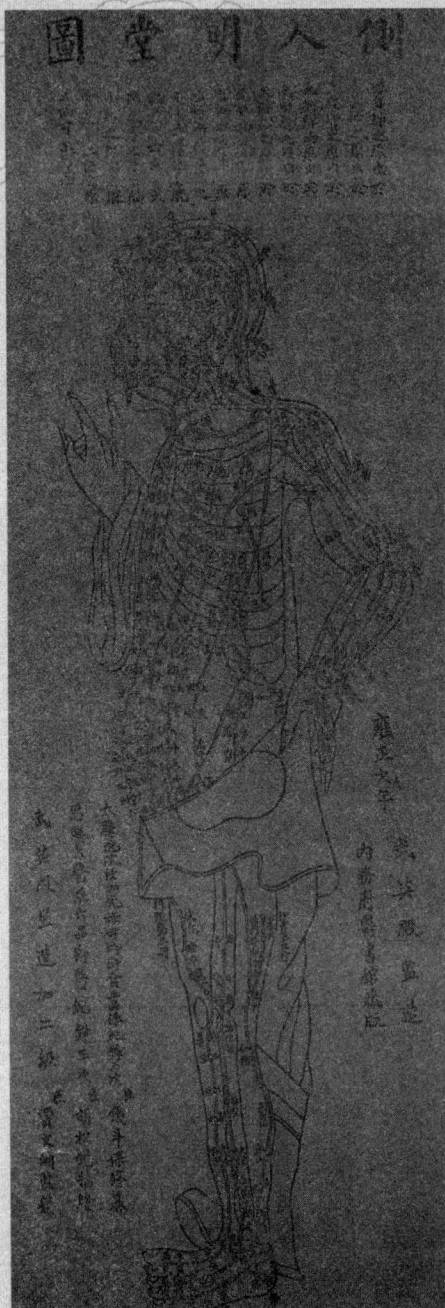

清《明堂经络图》。中医整体观的一个基本思想是认为人体内外各组织器官是一个不可分割的有机整体，而人体整体性的关键在于脏腑和经络。

汪昂普及医学知识

清代前期，中国医药学的发展趋向普及，追求实用简约。汪昂就是这时期一位极有影响的医学普及大家。

汪昂（1615～1695？），30岁以后才潜心医学，他一生醉心于医药学的普及，康熙三十三年（1694）作《本草备要》时，就说意在向一般群众普及本草知识。这本书将《本草纲目》删繁就简，言畅义晰，分析药物时必将生理、病理、诊断、治法交互融汇，使人既明道理，又懂用法。《本草备要》是我国本草药物学发展史上最富有普及作用的著作，此书自首刊后200年间，先后刊刻64次之多。汪昂的另一著作《医方集解》，旨在使本草、方剂相辅相成。这本书在每方之下必定详述其主治、组成、组方的意义及附方加减等，书末又附救急良方。因其通俗实用，故而深得医家和病人的欢迎和好评，先后刊行60余次，流传极广。

为了便于学习者的诵读和记忆，汪昂选常用的方剂300余种，将它的组成和主治功用编成200多首七言歌诀，集成一书，即《汤头歌诀》。这本书的普及意义更加强烈，自康熙三十三年（1694）刊行以来，刊行次数很多，风行海内。

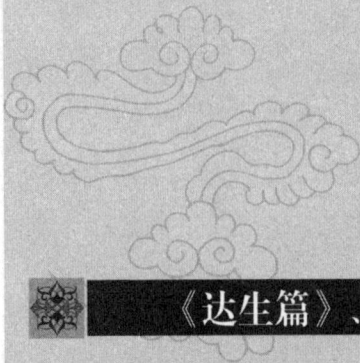

《达生篇》、《大生要旨》指导妇科

　　清代妇科以一家一派著称，一家是医学家傅山（1607～1648），一派则是浙江的竹林寺派。傅氏所著《女科》论述严谨，方药实用，表现了在妇产科方面的深厚功底。该书刊行之后，百年间竟刻印70多次，为近代妇产科学家所推崇。竹林寺派的著作中所列方剂大多平妥实用有效，在近代妇产科学的普及传播方面具有较大的影响。

　　18世纪又出现了两部影响大、流传广的产科专著，以实用性强而成为

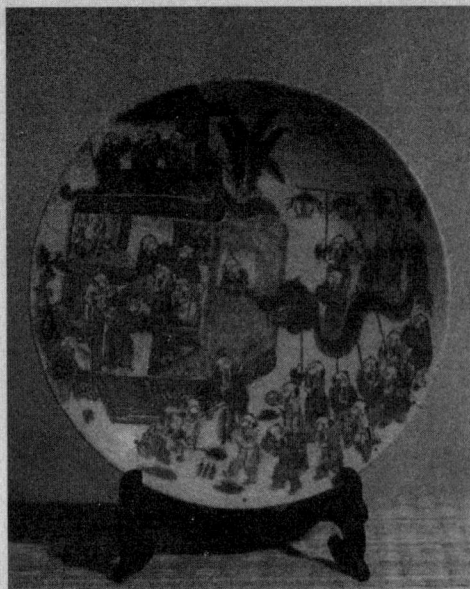

清百子盆

清代妇科必备之书。

康熙五十四年（1715）的《达生篇》1卷，作者署名亟斋居士，书中分述了原生、临产、试痛、小产、产后、胎死腹中、胞衣不下、乳少等问题，并有保胎、饮食的专章。这本书大体是针对产妇难产而作，所论述的内容和指导原则，对于减少产妇产前的恐惧心理及按正常产序进行分娩具有实际指导意义。尤其是对临产时处理原则的论述，明确而实用，且符合现代产科学原理。对于产妇，它重申六字产诀的重要性，即"一曰睡，二曰忍痛，三曰慢临盆"；对于助产者，则告诫必须善于区别"试痛"与"正产"的腹痛，才可避免过早地让产妇增加腹压，以减少因产妇疲倦所致的娩出无力。该书刊行后100多年间，全国各地竞相翻刻多达100多次。

由上海人方淮所作的《大生要旨》5卷，成书于乾隆二十七年（1762）。作者自己精于医道，又参阅过《达生篇》、《绣阁保生书》、《医方考》等书，汇集这些书中有关种子、胎前、临产各种常见症状的处理和治疗保护方法，又增加了保婴之术而成此书。它再次强调"六字诀"的重要性，并指出孕妇在妊娠期不仅要心情舒畅，还应劳逸结合，还指出不孕症不能单从女方着手，而应从男女双方寻求病因，都是精辟之见。另外，还相应地论述了早期破水、交骨不开、临盆晕绝、胞衣不下、子宫脱垂、乳少、乳痛等产褥中的常见病，并附有《居家必用方》、《续验方》等常用方百余首。因为内容简明实用，该书被誉为"家庭方书"。

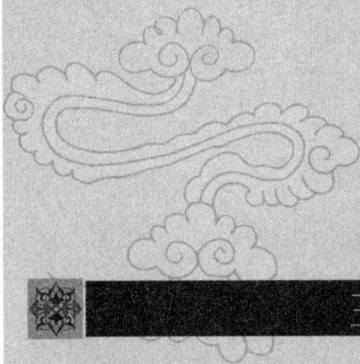

王维德治外科

清一代的外科学家要数王维德最有影响。王维德，字洪绪，号林屋先生、定定子，吴县（今江苏苏州）人。他继承曾祖父所传外科验方秘术，兼通内、外、妇、儿诸科，而外科疮疡尤精。他主张外科内治，指出"红痈乃阳实之证，气血热而毒滞；白疽乃阴虚之症，气血寒而毒凝。"治标要先治本，因此一律以内服汤药治疗，并发明了名方"阳和汤"。他的"滋阴散寒、阳和解凝"理论为治疗疽论开辟了新途径。

王维德以治本为首要的宗旨，以其丰富的内治经验，促进了外科内治法的发展。而且外科内治主张迎合了病人畏惧手术的心理，加上标榜求"全生"，所以王氏疗法深受欢迎，影响巨大。他反对滥用刀针，如瘰疬（淋巴结核）要大禁针刀，以今天的眼光来看仍是相当正确的。只是王维德对手术切开一律持否定态度，标榜"全生"，斥责开刀的外科医生为"刽徒"，则反映出其保守的一面。王氏于乾隆五年（1740）撰成的《外科证治全生集》4卷，刊行后的200年间竟翻刻了近60次，仅光绪皇帝在位34年间就刊行17次之多，成为19世纪以来中医外科领域影响最大的一家。正因如此，他的保守思想严重禁锢了后代的外科发展，从而妨碍了中医外科学特别是手术疗法的发展。

清政府组织编纂医书《医宗金鉴》

乾隆年间，清政府利用宫廷所藏医书和从全国各地征集新旧医书、家藏秘书及世传良方，组织编撰大型医书《医宗金鉴》90卷。由太医院院判吴谦、刘裕铎任总修官，另从太医院中选中36人参与修纂。分15部，即：《订正仲景全书伤寒论注》、《订正金匮要略注》、《删补名医方论》、《四诊心法要诀》、《运气要诀》、《伤寒心法要诀》、《杂病心法要诀》、《妇科心法要诀》、《幼科心法要诀》、《痘疹心法要诀》、《种痘心法要诀》、《处科心法要诀》、《眼科心法要诀》、《刺灸心法要诀》、《正骨心法要诣》。其中《伤寒论注》、《金匮要略注》根据历代二十余位注家的著述，"取其精确实有发明者"，对原文逐条订正讹误。《删补名医方论》精选历代医方200多首，每方方论结合，详述病源、病症、方解及药味加减。《运气要诀》将散见《内经》诸篇有关内容以歌诀形式汇为一编，并附图说明。各科《心法要诀》亦以歌诀形式叙述各科疾病及疗法，最切实用。

《医宗金鉴》内容丰富，而分类精确，删繁就简，语言通俗。《四库全书总目》称其"有图有说有歌诀，俾学者既易考求，又便诵习"。成为历代最为完备、简明、实用的医书。

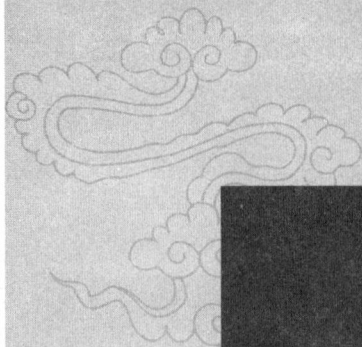

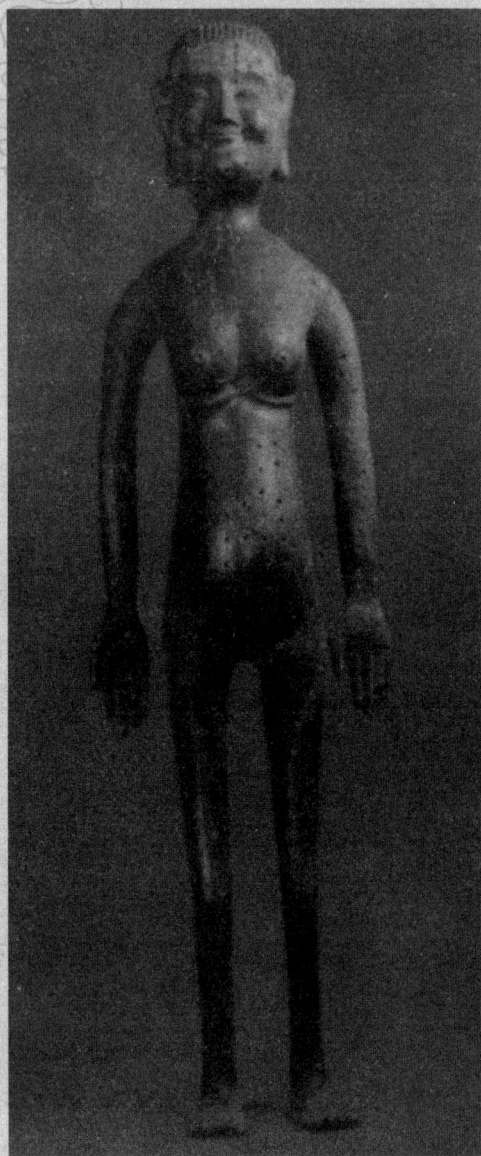

清针灸铜人

温病学派全面发展

温病是对应于伤寒而言的一类外感急性热病，"温病"的名称，早在《内经》中已经出现。张仲景《伤寒论》亦包含"温病"内容，某些方剂且为后世医家广泛采用，但对温病的辨证论治未作论述。宋代以前，关于温病的证治是在伤寒学说中研究阐发的，因此一直未形成系统的独立的学说。金元时期，温热病的治疗初步从外感伤寒的治疗中分离出来。河间学派遂成为温病学派的先驱。明末温热病流行，吴又可按疫医治，大获奇效。吴又可据此撰成《温疫论》一书，温病学说渐成体系。清初研究温病的学者增多，但对其病机理论的研究未有突破。清中叶以后，温病学派全面发展，出现了叶天士、薛雪、吴鞠通、王孟英四大温病学家。

叶天士（1667～1746），名叶桂，号香岩，江苏吴县（今属苏州市）人。出身于医学世家。所著《温热论》为温热学派代表作。他认为，温邪由口鼻侵入人体，揭示了温热病的发病途径、病理特征和传变规律。创立"卫气营血"辨证，表明温病由浅入深的传变层次，提

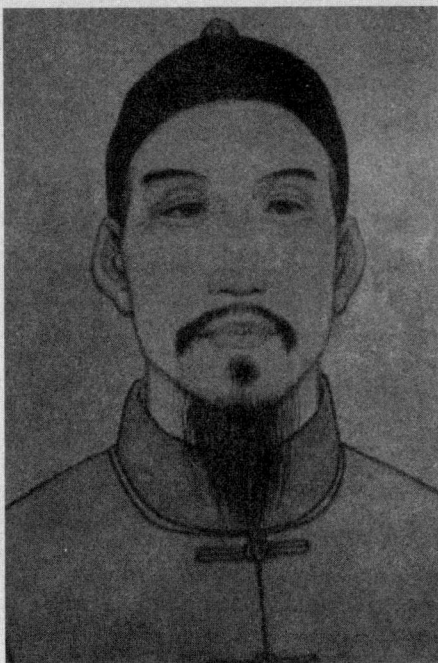
著名温病学家吴鞠通像

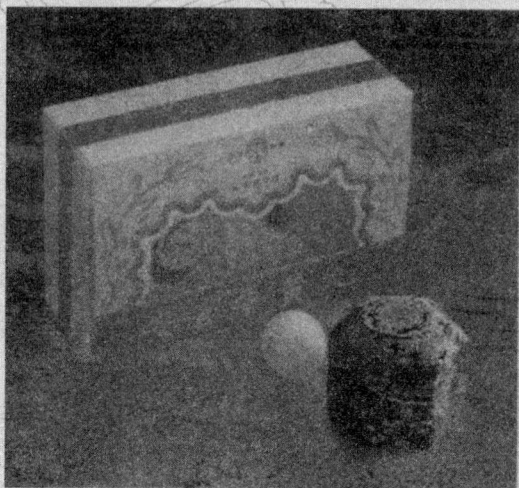

北京同仁堂传统中成药安宫牛黄丸，处方来自《温病条辨》，是治疗温热病的著名成药。

出相应的治疗法则，从而使温病学说形成一套完整的体系，影响极大。

薛雪（1680～1770），字生白，号一飘。又号扫叶山人，磨剑山人，槐云山人。江苏吴县人。所著《湿热条辨》（1831）是中国第一部湿温病专著。书中详述湿热病的病因、感邪途径、病机特点、辨证分型、所用方药等，集湿热病之大成，且多有创见，为临症治湿热病所宗法。又有《论湿热有三焦可辨》，对后世温热学派多有启发。

吴鞠通（瑭）所著《温病条辨》在叶天士温热论的基础上，自成体系。又在薛雪"三焦可辨"理论的基础上，创立"三焦辨症"疗法。他把温病分为风湿、温疫、冬温等9种，以条文形式记述其病因、病机、症候、治法、方药及注解说明。总结出清络、清营、育阴等治疗原则。使温病学说更为完整和系统化。

王孟英（1808～1868），名士雄，号潜斋，又号半痴山人、随息居士，晚号梦隐。浙江盐官（今属海宁市）人。所著《温热经纬》5卷（1851），

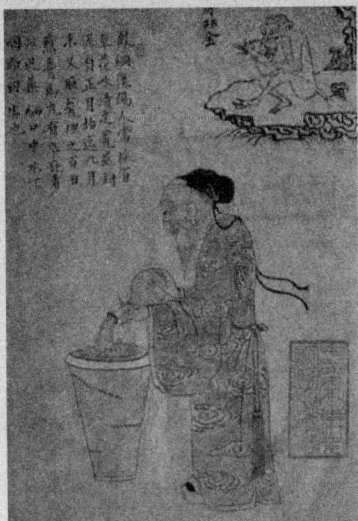

清林钟绘《古代医家画像》中凤纲制药图。清代汉阳人凤纲，常采百草之花盛于瓮中以水渍之，加盖并以泥密封。自正月始至九月末；又取瓮埋百日，取出后煎膏为丸，有猝死者以此药纳口中，水下咽即可回生。

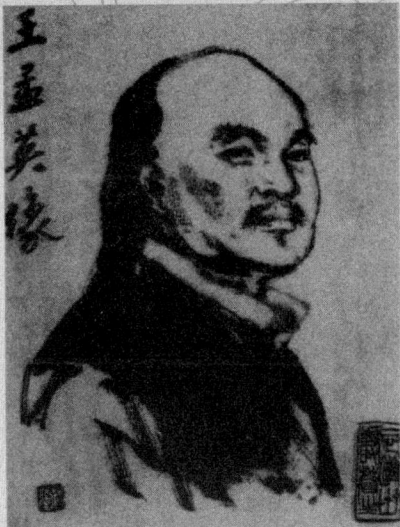

清代著名温病学家王孟英，著有《温热经纬》，集明清温病学之大成。

以《内经》、《伤寒论》中有关温病的论述为经，以叶天士、陈平伯、薛雪、余师愚诸家的温病著作为纬，附以自己的见解，将温病分成"伏气"和"新感"两大类进行论述。为集温病学大成之作。另著有《霍乱论》3卷（1838）、《王氏医案》等，均为温热学派名著。著作收入《中国医学大成》、《珍本医书集成》等丛书，广为流传。

赵学敏补本草纲目

　　明代李时珍《本草纲目》刊行之后，对于后来本草学的研究与应用，提供了很有益的资料与经验。但《本草纲目》既不可能包罗无遗，也非完美无缺，很有必要进行及时的纠正和补充。赵学敏在乾嘉年间所著的《本草纲目拾遗》，就是一部针对李时珍《本草纲目》的补遗性作品，并成为

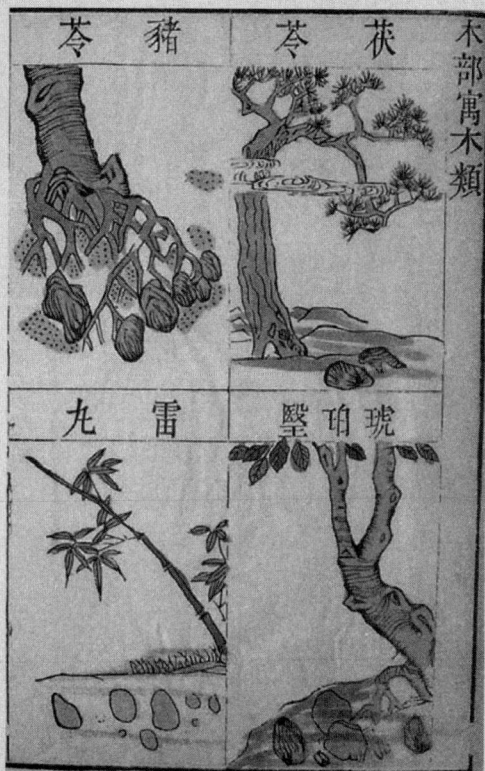

顺治年文益会五色精绘图注《本草纲目》

当时影响最大的药物著作。早在清代前期，就出现了不少以《本草纲目》为依据进行摘选、节录、改编、补遗的药物学著作，如刘若金的《本草述》、汪昂的《本草备要》、吴仪洛的《本草从新》等等，皆是反复刊刻、流传甚广的成功之作。

赵学敏（1719～1805）更是尽毕生精力撰著《本草纲目拾遗》。他自幼喜好医学，在家中"养素园"内种植、观察药物，夜则苦读家藏医书，还常常到各地访求民间医药，积累了深厚的知识。从乾隆三十年（1765）起，赵学敏立志补正《本草纲目》。他历时40年，查阅了600余种书籍文献，请教了200多人，终于编成《本草纲目拾遗》。

它纠正《本草》错误34条，并理顺其分部。书中载药921种，其中716种是《本草纲目》所无或叙述不详的，还收录了50余种外来药物，如治疗疟疾的金鸡纳、治疗咽痛失音的胖大海等。书中又收载了许多民间特效药物，如清热解毒的白毛夏枯草、"外科圣药"千里光、强心的万年青、治蛔虫的鹧鸪菜、治跌仆损伤的接骨仙桃等，至今仍有实用价值。

《本草纲目拾遗》总结了16～18世纪近200年间我国药物发展的新成就，是继《本草纲目》之后又一部具有重要价值的药物学专著，颇受后世重视。

现代医学进入中国

1842年《南京条约》签订后，中国被迫开放五大商埠，外国传教士和医生开始涌入中国。1842年～1848年短短6年间，广州、厦门、宁波、上海、福州五个通商口岸全部建立了教会医院和诊所。

一些教会医院从中国人中招收学徒，授以医疗技术和浅近的西医知识，使之成为护理人员或助手。中国早期的西医如邱浩川、关韬就是这种带徒方式培养出来的。为了满足日益发展的需要，教会渐渐办起了医学校，以培养更多的西医人才。《辛丑条约》签订后，教会学校相继在各省建成，发展很快。可以说，清末的西医人才主要是教会医学校培养出来的。

西医书刊的翻译出版更有效地促进了西医学的传播和发展。清末，特别是20世纪以前中国的西医书籍主要是传教士译著的，其中合信、嘉约翰、德贞等人翻译的医书最多。此外，教会医生还编辑西医刊物，在介绍和传播西医知识方面起了很大的作用。不容忽视的是，招收留学生也是向中国输入西医学的方式之一。

随着洋务运动的兴起，洋务派特别是维新派开始主动地引进西学。清政府先后设立天津医学馆（后改称北洋医学堂）、京师大学堂医学馆（后改称京师医学专门学堂）、天津陆军医学堂等。同时，也开始向国外派遣留学生，这些人回国后成为中国近代西医学的骨干。此外，江南制造局译馆、同文馆等也翻译出版了一些西洋医学书籍。

西洋医学是建立在近代自然科学基础上的一门科学，它的传入，给我国带来了新的医学模式。西医医院、院校的建立，西医书刊的出版，对我国医学产生了深远的影响。

博济医院建立

咸丰八年（1858），十二月，博济医院在广州建立。

博济医院的前身是道光十四年（1834）来华的美国传教士伯驾开设的一家眼科医局。道光二十年因第一次鸦片战争爆发而一度停办，道光二十二年恢复。咸丰五年，伯驾出任美国外交官，医院改由另一位美国传教士、医生嘉约翰接办，后逢第二次鸦片战争，遂毁于战火。

咸丰八年，嘉约翰在广州南郊选定新址重建，取名"博济医院"，它是中国境内第一家西医医院，也是在华历史最长的一所教会医院。同治五年（1866），嘉约翰在博济医院附设南华医学校，招收男生学习西医。孙中山先生就曾就读于南华医学校；中国第一位赴欧美学习西医的黄宽也曾在该校任教。自光绪五年（1879）开始，南华医校招收女生。民国三年（1914）又附设护士学校。

博济医院及其附设医校为培养中国早期西医人才作出了贡献。

清代脱胎碗，俗称"卵幕"，胎体轻盈，薄似蛋壳。其制法是胎体成型后。待器内挂釉干涸，即将未挂釉的那面胎体刮得几乎只剩一层釉，再在此刮削面上施釉。烧成后，似乎抽去了胎骨，只剩两层烧结一体的釉面，莹澈通透，故叫"脱胎"。

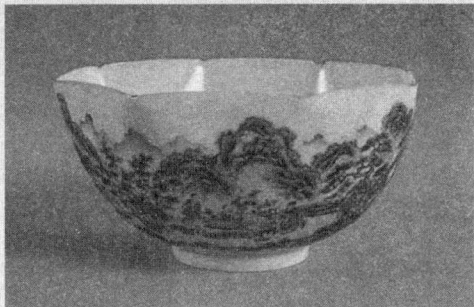

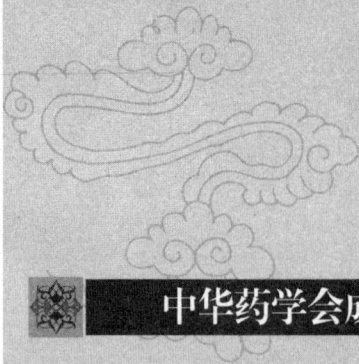

中华药学会成为中国最早的学术团体

　　光绪三十三年（1907）冬季，在日本东京的中国留日研习药学的留学生王焕文、伍晟等人发起、成立了我国最早的学术团体——中国药学会。当时定名为东京留日中华药学会，提倡医药并重，组织学术交流，以推动我国药学教育、药学研究及制药业的发展。

　　1909 年，学会在东京召开了第一届年会，王焕文担任会长。1910 年后学会迁回北京。1912 年召开第二届年会，改称"中华民国药学会"。1936 年在南京举行大会并改名"中华药学会"。1942 年抗日战争时期，在重庆重新组织了学会，更名"中国药学会"。1945 年抗战胜利后，学会迁至上海。1909 ～ 1948 年期间，学会共召开 12 次大会，先后建立了上海、杭州、南京、成都、永安（福建）、安顺（贵州）、北京、昆明、台湾等分会，会员共 2000 多人。自 1936 年起，学会还不定期出版《中华药学杂志》（1943 年改名《中国药学会志》）、《医药学》、《药和化学》、《药讯期刊》等。

　　1951 年学会会址再度迁至北京。1952 年召开建国以来第一次年会。

　　中国药学会分别于 1948 年 4 月和 1949 年成立了台湾药学会及香港药学会。